做自己的心理医生

连山——编著

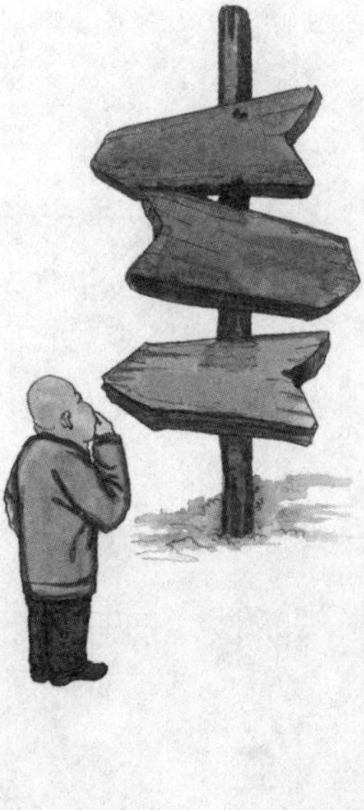

中华工商联合出版社

前言 preface

什么是健康？大部分人都会说健康就是身体强壮不生病。其实这样的观点是片面的。健康的定义，不仅包括身体健康，还包括心理健康。世界卫生组织提出：健康是身体上、精神上和社会适应上的完好状态，而不仅仅是没有疾病和不虚弱。目前，心理健康已成为现代健康概念中一个不可缺少的部分。

健康的心理对一个人的人生有着至关重要的影响。心理学教授乔治·斯格密指出："如果说人生的成功是珍藏在宝塔顶端的桂冠，那么，健康的心理就是握在我们手中的一柄利剑。只有磨砺好这柄利剑，才能一路披荆斩棘，最终夺取成功的桂冠。"健康的心理，是人们事业成功的基础、家庭幸福的根基、人际关系和谐的保证，更是人生美满的护身符。有资料显示，全世界至少1/3的人有心理问题，有75%的人由于心理问题而处于亚健康状态。一位心理学家曾经预言：**"随着社会向商业化的变革，人们面临的心理问题对自身生存的威胁，将远远大于一直困扰人们的生理疾病……"**

人们之所以出现这些心理问题，与我们生活的社会大环境是分不开的。我们生活在一个复杂且不断变化的时代，现实的压力总是迫使我们不停地前行，以至于让我们没有时间停下来好好审视自己的心灵。随着人们生活节奏的加快、竞争的日趋激烈、人际关系的愈加复杂，这一系列问题使人们的心理处于失衡状态，人群中充满了焦虑、烦躁、愤怒、失落、紧张和恐惧的情绪，以至于有人说：“人类进入了心理负重年代。”

不健康的心理就像一枚定时炸弹，如果不及时排除掉，便时时威胁着人们的身心健康。现代医学表明，不良的心理状态是造成身体各种疾病的一个重要原因。如忧郁、紧张等都有可能使人体的心血管系统、呼吸系统、消化系统等发生一系列的病变，从而直接影响人的健康和寿命。同时，有资料显示：在当今社会，引起各种疾病的原因中，有70% ~ 80%与心理因素有关。如果不能及时有效地处理，心理问题还会导致伤害自己或伤害他人的悲剧出现，严重者甚至危害社会。

“解铃还须系铃人”，“心病还须心药医”。所以，对于个人来说，很有必要掌握一些心理学知识，自己为自己“把脉”，做自己的心理医生，以便能及时发现自身存在的心理问题，“对症下药”，积极调适，把心理问题的危害消除在萌芽状态，避免给自己和他人带来不必要的伤害，为美好的人生打下坚实的基础。

目录 CONTENTS

第三章　优秀的人，从来不会输给情绪

——做自我情绪的主人

第四章　你不是迷茫，而是自控力不强

——突破意志障碍，轻松前行

第五章　负能量断舍离

——你一生要避开的心灵陷阱

第六章　读懂“人心”，才能搞定“人际”

——用心理学建立完美人际关系

第七章　不懂心理学，怎敢拼职场

——你不是缺能力，而是不懂心理

第八章　当恋爱遇上心理学

——走出爱情中的心理困惑

第一章

了解自己的心理健康情况

——生活的问题大多都是心理问题

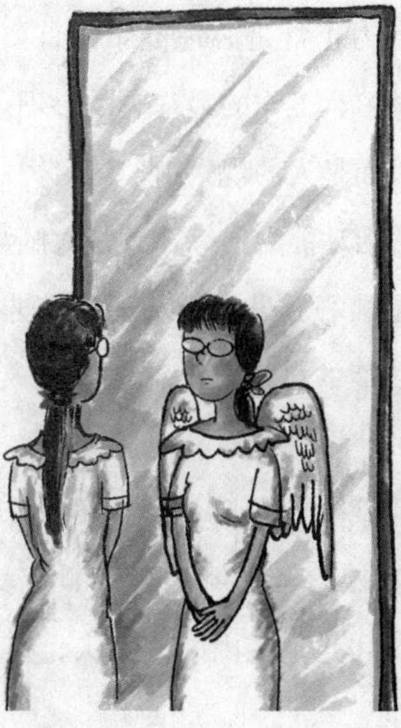

▷ 你的心理真的健康吗?

心理健康的概念是随着时代的变迁和社会文化因素的影响而不断变化的。心理学家对心理健康的概念也有各自不同的理解。那么，什么是心理健康呢?

我们认为，所谓心理健康，是指对于环境及周围的人、事、物能够高效而愉快地适应。心理健康的人，能保持平静的情绪、敏锐的反应、适应社会环境的行为和气质。

当前，人们逐步认识到心理健康的重要性了，那么，衡量心理健康的标准是什么呢?

1. 具有正常的智力

智力正常是心理健康的首要标准。正常的智力是一个人生活、学习、工作的最基本的心理条件。智力不是某种单一的心理成分，而是人的观察力、记忆力、注意力、想象力、思维能力以及实践活动能力的综合，是大脑活动整体功能的体现，其中思维能力是核心。虽然目前还没有非常完善的测定智力和全面衡量大脑功能的科学方法，但已有人发明出了具有相对科学性和实用性的、国际公认的智力量表。比如，由法国心理学家比奈和医生西蒙（1908 年）推出的比奈—西蒙智力量表，美国的韦克斯勒于 1943 年发明的智力测验表等。世界卫生组织规定，包括青少年和儿童在内的正常人，其智商不能低于 85（韦氏儿童智力量表规定，智商不得低于 80 ），这是智力正常的最低要求；若在 70 ~ 79 则属智力缺陷，亦为心理缺陷；低于 70 则属于低能，在心理疾病范畴；智商超过 130 为智力超常，但亦属心理健康范畴。智力偏低的人很难适应正常的社会生活或完成正常的学习及工作任务。与同龄人的智力水平相比较，是衡量一个人的智力发展水平的基本方法，可以及早发现和防止智力的畸形发展。对外界刺激的反应过于迟钝或敏感，思维出现妄想、出现幻觉等，都是智力不正常的表现。

2. 能够较好地控制自己的情绪

愉快、喜悦、乐观、豁达、恬静、满足、幽默等好的情绪，有益于心身健康和调动心理潜能，有利于人们充分发挥其社会功能。而激烈的情绪波动，如欣喜若狂、悲痛欲绝、暴跳如雷、激动不已等，以及长时间的情绪消极，如悲伤、忧虑、恐慌、惊吓、暴怒等，可导致人的心理失衡，不仅使人的认识和行为受到左右，而且可能造成生理机能的紊乱，导致各种身体疾病的产生。因此，保持稳定适中的情绪和情感以及良好的心境，也是心理健康的重要标准之一。

心理健康者能经常保持愉快、乐观、开朗的心境，对生活和未来充满希望。当然也会有悲、忧、哀、愁等消极情绪体验，但总能主动调节。同时能控制情绪的过分表达，做到喜不狂、忧不绝、胜不骄、败不馁，善于从生活中寻找乐趣，对生活充满希望。

3. 具有较强的社会适应性

较强的社会适应性，是指一个人能够根据客观环境的需要，不

◇ 良好的人际关系是心理健康的重要标准 ◇

良好的人际关系是心理健康的重要标准，也是维持心理健康的重要条件之一。

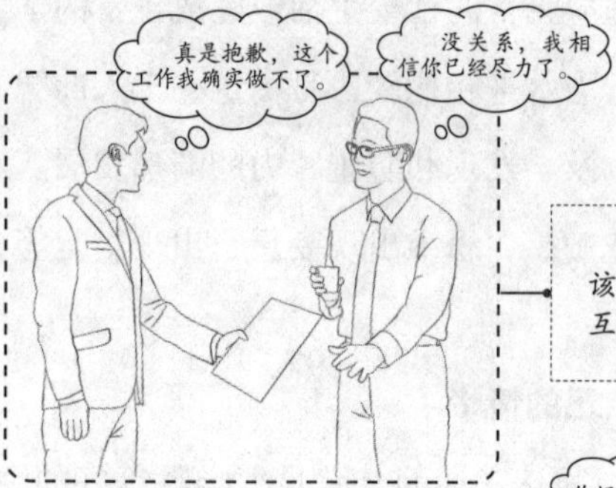

1. 在人际交往中，应该互相接纳、尊重，而非互相排斥或贬低。

2. 对他人情感真挚、善良，而非冷漠无情、伤害别人。

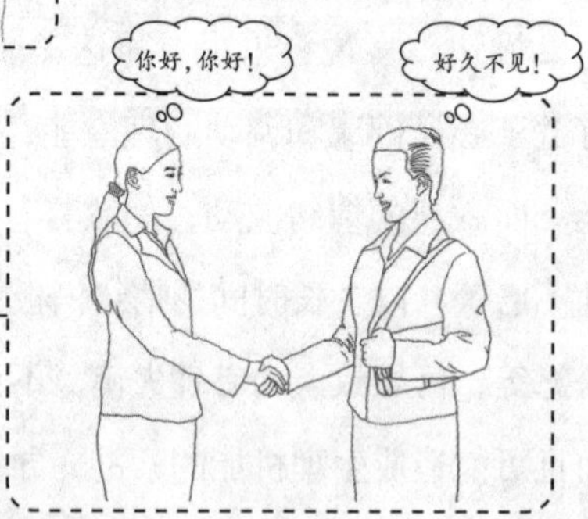

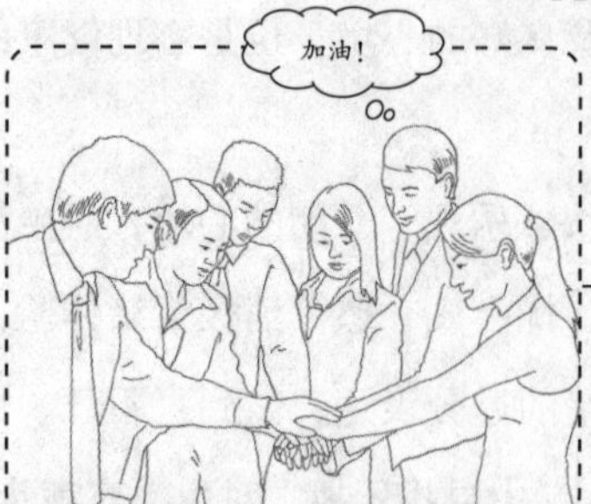

3. 懂得奉献，以集体利益为重，而非损人利己。

◇ 如何衡量一个人的意志品质 ◇

通过以下四种心理品质，可以衡量一个人意志品质的高低、强弱、健全与否。

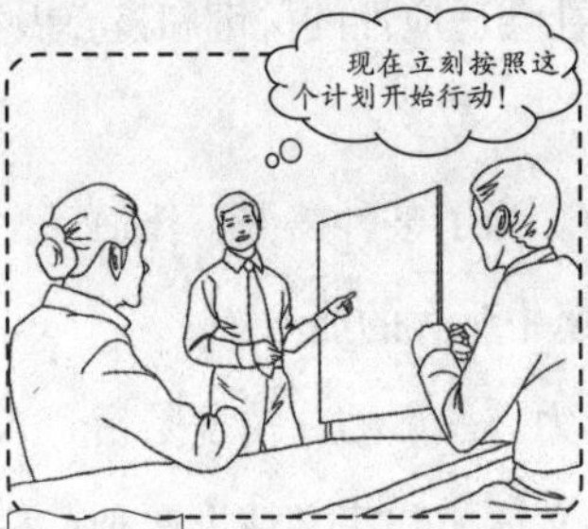

1. 果断。

有善于迅速明辨是非，合理决断和执行的心理品质。

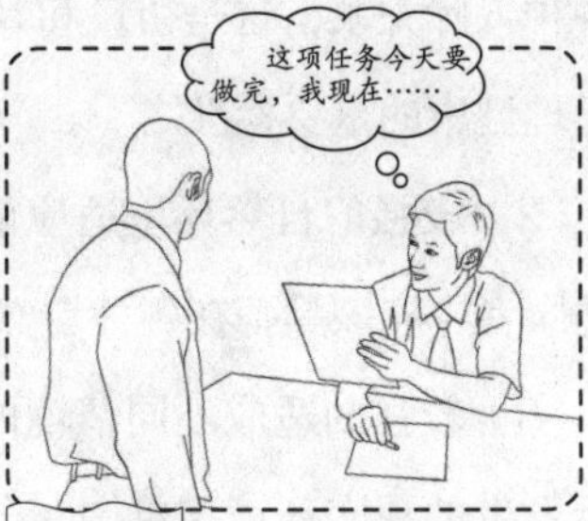

2. 自觉。

即对自己行动的目的和意义有明确认识，并能主动地支配和调节自己的行动，使之符合预定目标。

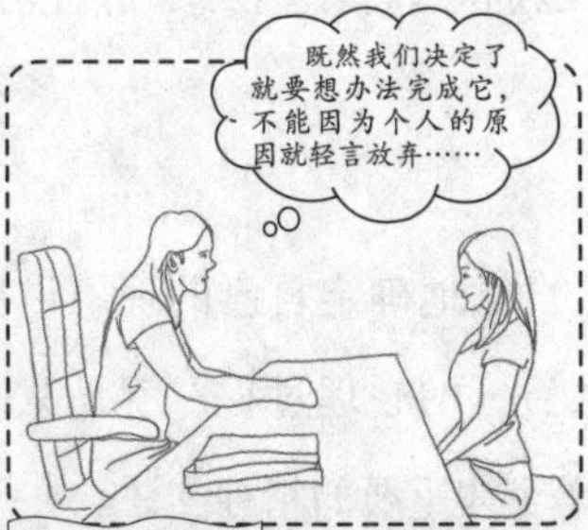

3. 自制、自控。

善于促使自己执行已采取的决定，排斥与决定无关的行为，克制自己的负面情绪和冲动行为。

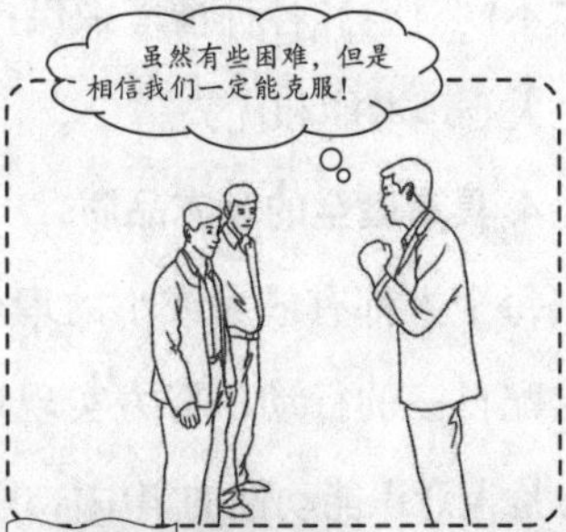

4. 坚忍。

坚持自己的决定，百折不挠，克服困难，达到目标。

断调整自己的身心行为，达到与客观环境和睦相处的协调状态。社会适应性主要表现在以下三个方面：

（1）较强的人际关系适应能力。能够正确对待、处理和协调好各种人际关系，这是衡量和判断社会适应性的关键和核心因素，是心理健康的重要标准之一。

（2）较强的自然环境适应能力。为了某种需要，任何一个心理健康者，应该具备在各种自然环境中生存的能力。

（3）较强的适应不同情境的能力。一般地，情境是指个人行为所发生的现实环境与氛围，分狭义情境和广义情境两种。狭义情境是指个体心理活动和行为发生的场所、氛围，交涉对象的态度、情绪等，如考核、演讲等场合；广义情境是指宏观的社会历史进程，国际形势等。狭义情境受广义情境的影响和制约。心理健康者能够在不同时空和各种情境中保持自己的心理状态平衡，并充分发挥个人心理潜能和优势。

4. 具有健全的意志品质

每个人都有或大或小的理想，自觉地确定自己的理想目标，并支配自己的行动，努力实现这个目标的心理过程，就是意志。意志是人意识能动性的集中体现，是个体重要的精神支柱。

5. 具有健全的人格

人格是一个人的整体精神面貌，是一个人所具有的稳定的心理特征的总和，具体是指一个人在适应社会生活的过程中，在其身心行为上所表现出来的对自己、对他人、对外界事物的个性特征，又被称为个性或个性心理。人格的各种要素不是孤立存在的，它们有机结合而形成一个整体。健全的人格是指构成人格的诸要素，如气质、能力、性格、理想、信念、人生观等各方面均平衡、健全地发展。

要做到心理健康必须首先培养健全的人格，其主要标志是：人格的多个要素不存在明显缺陷和偏差；具有清醒的自我意识；以积极进取的人生观作为人格的核心，并有效地支配自己的心理行为；有相对完整统一的心理特征。

6. 心理特征符合心理年龄

每个人都有三种年龄：实际年龄、生理年龄和心理年龄。

实际年龄是指人的自然年龄。生理年龄是指人的生理发育成长所呈现出来的年龄特点，与实际年龄往往有差别，如果人营养不良，那么其生理发育就迟缓，将导致生理年龄小于实际年龄。心理年龄是指人的整体心理状况所呈现出的年龄特征，与实际年龄也不完全一致。人的一生可以分为八个心理年龄期：胎儿期、婴儿期、幼儿期、学龄期、青少年期、青年期、中年期、老年期。人在不同的心理年龄期具有不同的心理特点。比如，人在幼儿期天真活泼；青少年期自我意识增强，身心发展很快，心理活动动荡剧烈；到了老年期，心理倾向成熟稳定、老成持重，但身心功能弹性降低，情感容易变得忧郁。

心理特点符合心理年龄，主要有两方面的标准：

（1）个体的实际年龄应当与心理年龄、生理年龄相符。

（2）个体在不同心理发育期应表现出相应的心理特征。

▷ 心理健康了，才能身体健康

人们总是把身体健康放在第一位，但在对自己的身体呵护备至的同时，往往忽略了自己的心理健康，或者把心理健康问题当作身体疾病来对待，特别是如今，诸如食疗、减肥健身、瑜伽等各种养生之道层出不穷，这充分说明了人们对身体健康的热切关注。重视身体的健康无可非议，但人的心理健康与身体健康是息息相关的，心理健康与身体健康是同等重要的。心理健康是身体健康的精神支柱，身体健康是心理健康的物质基础。身体是生命的物质载体，没有身体，生命就无法存在；心理是生命的精神载体，没有良好的心理素质，其他一切也将失去它存在的意义。一个人身体与心理都健康才称得上是真正的健康。

身体健康与心理健康是互相依存、互相促进、互相制约的。身与心是无法分开的：身体疾病可以导致心理问题，而长期累积的心理问题形成心理障碍，无疑会对身体健康造成负面的影响。《黄帝内经》认为，人的情绪、情感、思维等心理活动会影响身体健康，指出："怒则气上，喜则气缓，悲则气消，恐则气下，惊则气乱，思则气结；大怒伤肝，暴喜伤心，思虑伤脾，悲忧伤肺，惊恐伤肾。"七情过度百病增。《黄帝内经》还特别强调："心者，五脏六腑之主也，故悲哀忧愁则心动，心动则五脏六腑皆摇。"现代医学进一步证明了心理健康对身体健康的重要影响。高血压、心脏病、癌症、溃疡病、结核病、支气管炎等疾病都可能与心理健康有关。有研究表明，具有什么性格的人容易得什么样的病，是有规可循的。有专家指出，人体70%左右的疾病是由心理因素引起的。

关于心身健康的关系，有位心理学家曾做了个有趣的实验：他把同一窝出生的两只健壮的羊羔安排在相同的条件下生活，唯一不同的是，在一只羊羔的旁边拴了一只狼，而另一只羊羔旁边没有。前者在可怕的威胁下，本能地处于极其恐惧紧张的状态，很少吃东西，逐渐瘦弱下去，不久就死了。而另一只羊羔由于没有狼的威胁，没有这种恐惧的心理状态，一直生活得很好。这一事例形象地说明了心理健康与身体健

◇ 心理对身体的影响 ◇

心理对人的身体有很大的影响，比如说：

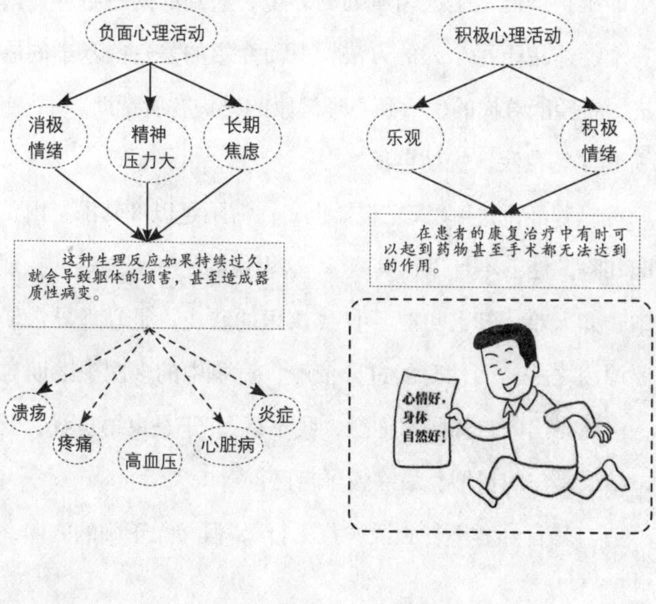

康息息相关。

20世纪70年代，医学研究人员有两项重大的发现：(1)大脑中的同一化学物质不仅调节身体的免疫系统，同时还影响人的思维和情感。这就意味着人的心理状况和生理状况有着非常紧密的联系。(2)这种化学物质不仅存在于人的大脑中，而且在身体的各个系统中循环传递，包括免疫系统。这就意味着人的生理状况和心理健康状况之间可以互相影响。

▷ 像保养自己的爱车一样维护好心理健康

我们已经知道，心理健康与身体健康是息息相关的，保持心理健康对我们来说是十分重要的，我们在生活中不能忽视对心理健康的维护。但每个人因所处的环境、遇到的问题各异，因此没有一个能适用于每个人的方法，下面介绍的是一些基本的原则和方法，希望能对你的生活和心理健康的维护有所帮助。

1. 了解自我，悦纳自我

苏轼曾经说过："人之难知也，江海不足以喻其深，山谷不足以配其险，浮云不足以比其变。"这里说的是知人之难。在现实生活中，知人难，知己更难。自我认识的肤浅，是心理异常形成的主要原因之一。因幼时的过分依赖，竞争中的多次失败而自卑自怜，由此得出的自知是"你行，我不行"，于是束缚自我、贬低自我，结果是焦虑倍增，最终毁了自己。

有自暴自弃者不甘心说"我不行"，但又无正确的方向，亦缺乏能力来表现自己，因此故作怪状，与人为难，自我的价值无法得到实现，于是放纵自我、践踏自我、自暴自弃、害人害己。

有人自命不凡、自吹自擂，其实是一种极度自卑之人，但他们不像自卑自怜者那样因自卑而关闭自我、自怨自艾、自叹不如；而是自以为自己无所不能只是不去做而已。他们自傲自负，所持有的自知是"我行，你不行"。于是，狂喊着"我知道一切"，却连自己也不认识，结果是欺人一时，欺己一世。

有人对自己的动机、目的有明确的了解，对自己的能力有适当的评估，从不随意说"我不行"，也不会轻易地说"不在话下"。他们对自己充满自信，对他人深怀尊重，他们自信自强，认为在认识自己的前提下，是没有什么不可战胜的。于是他们走上了"我行，你也行"的康庄大道，其结果是充分认识自我，发挥最大潜力。

自卑自怜者、自暴自弃者和自傲自负者也并非全然不了解自己。从另一角度看，他们也认识了自己，但却是用一种歪曲的形式来对待自己，他们不能接纳自己，内心深处是深深的自卑。其实，接受现实的自我，选择适当的目标，寻求良好的方法，不随意退却，不做不自量力之事，才可创造理想的自我，欣然接受自己，才可避免心理冲突和情绪焦虑，使人心安理得，获得健康。

2. 正视现实，适应环境

能否面对现实是心理正常与否的一个客观标准。心理健康者总是能与现实保持良好的接触。一是他们能发挥自己最大的潜能去改造环境，以求现实符合自己的主观愿望。二是在力不能及的情况下，他们又能另择目标或重选方法以适应现实环境。而心理异常者最大的特点就是脱离现实或逃避现实。他们或许有美好的理想，但却不能正确评估自己的能力，又置客观规律而不顾，因而理想成了空中楼阁。于是心理异常者怨天尤人或自怨自艾，逃避现实。

在现实生活中，我们应有“走自己的路，让他人去说”的精神，若人云亦云，随波逐流，便会失去自主性，焦虑也会由此产生。人生活在现实之中，没有一个人不被他人评说。嘴是别人的，你无法控制。**所谓“人品”之“品”便是三张嘴。**在风气不正的

◇ 积极维护自己的心理健康 ◇

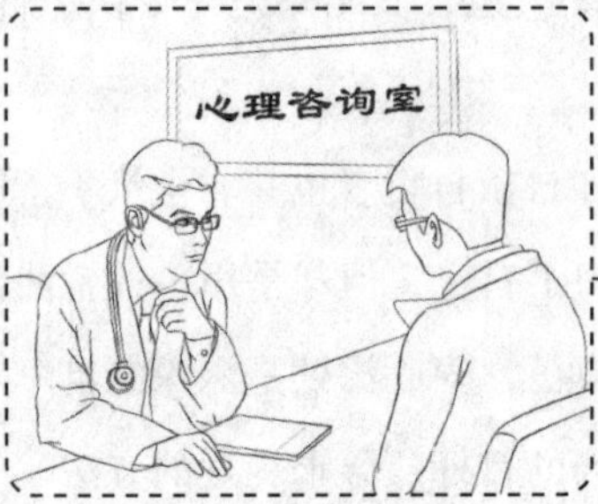

1. 不讳疾忌医。

如果确实有一定的心理问题，就需要专业的心理医生的指导，让自己尽早恢复健康的心理状态。

2. 多了解心理健康知识。

如果掌握了有关心理健康和心理治疗的知识，我们不仅能随时关心和维护自己的心理健康，还可随时修正自己的行为。

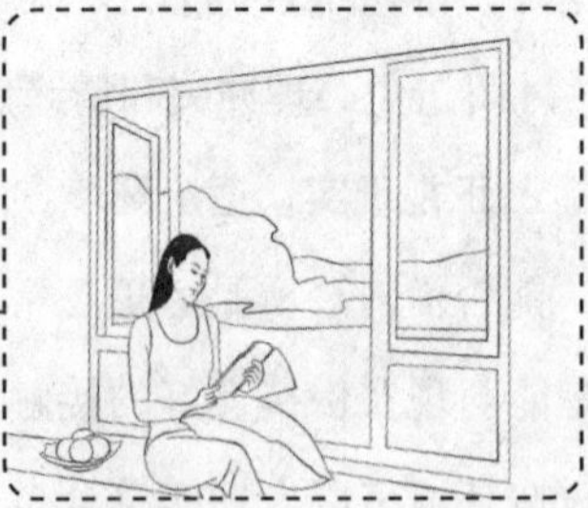

环境中，人品之好坏，常是由人说成的，所以做人必须有自己的原则。若老是考虑“对不对得起别人”“别人会如何看我”等问题也就失去了自我。看上司的脸色办事，看朋友的脸色说话，四面讨好也许会落得里外不是人。

同时，我们也应该注重朋友的忠告。自以为是，我行我素，只会落得形影相吊、无人理睬的境地。心理医生认为，心理健康的人应与别人有一定程度的相似，生理上如此，心理上也是这样。但若经常“与众不同”，其心理便可能不健康。推而广之，如果一个人的想法、言谈、举止、嗜好、服饰等，总是与人差别太大，与现实格格不入，怎么谈得上心理健康呢？

3. 接受他人，善与人处

乐于与他人交往，和他人建立良好的关系，是心理健康的必备条件。人是群居动物，与他人一起不但可得到帮助和获得信息，还可使我们的痛苦、快乐和能力得到宣泄、分享和体现，从而促使自己不断进步，保持心理平衡、健康。试想：一个人若遇到新婚之喜、乔迁之喜，或晋升职务、发表佳作而无人祝贺，其滋味如何？又试想：一个人若遇丧亲之痛、病痛之苦，或工作不顺、夫妻不和而无人安慰、无人倾诉衷肠，其滋味会如何呢？仅就心理健康而言，人也是需要朋友的。

人生是美好的，与人相处是有利于心理健康的。但不要天真地认为我怎样待你，你就应该怎样待我。其实这是一种儿童的思维，但有很多成人也摆脱不了这种思维。**与人相处的原则是：对得起他人，对得起自己**。我们虽不提倡人家打你左脸还把右脸伸过去，但更不赞同人家因一小事负你你便视其为仇人。人际关系是复杂的，交友也要有深浅或厚薄。对于已证明不可深交的人，我们要注意适当的距离，凡事退一步便会海阔天空。我们应该有“吃亏是福”“难得糊涂”的宽大胸怀。

4. 热爱生活，乐于工作

工作的最大意义不仅限于由此获得物质生活上的报酬，从心理学的观点看，它对个体还具有两方面意义，一是工作能体现个人的价值，使人获得心理上的满足。无论是在日常生活中做一件平常琐事（如写篇小文章、修理家用电器等），还是从事长期性的职业工作（如培养学生、训练球队等），都能获得一种成就感。自己亲手做的东西与外面买的东西的感觉是不一样的，因为它代表了你的成就。二是工作能使人在团体中表现自己，提高个人的社会地位。个人在团体中要得到接受和承认并提高自己的地位，提升工作成绩便是最好的途径。

由此，我们便知道了为什么有人说“工作是老年人的救生圈”。刚从工作岗位上退休的老年人，常常有严重的失落感，为适应这种新的环境，最佳的方法就是重新工作。于是许多退休老人去寻找临时工作，或做点小生意，或栽花锄草、修理家用小玩意。就是在心理治疗的方法上，也有所谓工作疗法与职业疗法，其目的就是经由工作或职业活动，使心理异常者获得成就的满足、发现自我价值，从而达到正常适应。

现代社会生活节奏加快、工作忙碌而机械，不少人长期紧张但又不善于休闲调剂，于是也成了心理异常的一个原因。我

◇ 对工作保持新鲜感 ◇

保持对工作的新鲜感，是保证你对工作充满热忱的有效方法。而要想保持对工作恒久的新鲜感，要做到下面两点：

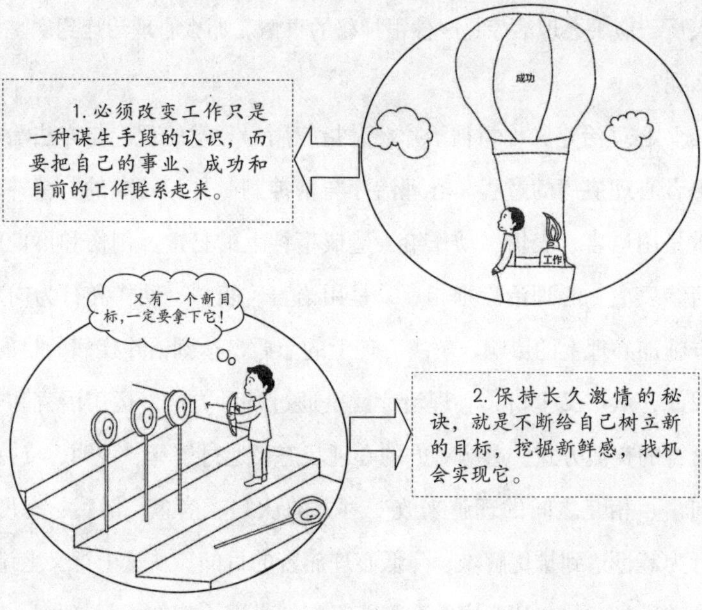

们应该合理地安排休闲时间，经常改换方式，或郊游、或聚会、或访友、或参观展览等，也可参加一些职业性的活动或社会性的活动。要使休闲日更为丰富多彩，真正成为恢复体力、调剂脑力、增长知识、获得健康的时机。

▷ 心理治疗：心病还须心药医

心理治疗在一般人的印象中，大致都是这样一个场景：一位患者躺在椅子上，右后方坐着一位手里拿着笔和记事簿的心理治疗人员。似乎心理治疗是一件很神秘的事情。那么心理治疗到底是什么呢?

心理治疗又称精神治疗，是指应用心理学的理论与方法治疗患者心理疾病的过程。心理治疗与精神刺激是相对立的。精神刺激是用语言、表情、动作给人造成精神上的打击、创伤和不良的情绪反应；心理治疗则相反，是用语言、表情、动作和行为向对方施加心理上的影响，解决心理上的矛盾，达到治疗疾病的目的。因此，从广义上讲，心理治疗就是通过各种方法，运用语言和非语言的交流方式，影响对方的心理状态，通过解释、说明、支持、同情、相互之间的理解来改变对方的认知、信念、情感、态度、行为等，达到排忧解难、降低心理痛苦的目的。从这个意义上说，人类所具有的一切亲密关系都能起到"心理治疗作用"。理解、同情、支持等心理反应就是生活中最值得提倡的心理"药师"。

由此可见，广义的心理治疗泛指一切影响人的心理状态、改变理解行为的方式和方法。父母与子女之间、夫妻之间、同学同事之间、邻里之间、亲朋好友之间的解释、说明、指导等真挚的交往与沟通，都具有一定的心理影响和心理治疗作用。而狭义的心理治疗，则是在确立了良好的心理治疗关系的基础上，由经过专门训练的施治者运用心理治疗的有关理论和技术，对求治者进行帮助，以消除或缓解求治者的心理问题或人格障碍，以促进其人格向健康、协调方向发展的过程。

东汉末年，某地有一太守，因忧思郁结患病，久治无效，后请名医华佗诊治。华佗闻得太守的病情后，开了一个奇妙的治疗处方：他故意收取太守的许多珍宝后不辞而别，仅留下一封讽刺讥诮太守的信札。太守看后勃然大怒，命人追杀华佗，但华佗早已远去。于是，太守愈加愤怒，竟气得吐出许多黑血。不料黑血一吐，多年的顽疾竟随之痊愈。

华佗运用心理治疗，以“怒胜忧思”之术，治好了太守的心病与身病。可见，心理治疗在中国古代就已得到了应用。

我们知道，心理治疗的方法是极为多样的，但目的都在于解决患者所面对的心理困难与心理障碍，减少、减轻其焦虑、忧郁、恐慌等精神症状，改善患者的非适应性行为，包括对人、对事的看法，从而促进其人格成熟，使被施治者能以较适当的方式来处理心理问题，以适应生活。因为心理治疗的过程主要是依靠心理学的方法来进行的，是与主要针对生理治疗的药物治疗或其他物理疗法不同的治疗方法，所以称之为心理治疗。

心理治疗的历史比较悠久，可以说自有人类社会以来就有了心理治疗。最近几十年，心理治疗得到了较快的发展。在近半个多世纪以来，心理治疗已经被人们普遍公认为是行之有效的医治疾病的方法，它甚至可以解决医学上很多老大难的顽症痼疾，收到常规医疗措施所不能比拟的效果。心理治疗通过影响患者的心理活动，可以有效地矫正一些异常行为，比如，精神失常、犯罪

◇ 心理治疗的特征 ◇

英国心理学家艾森克归纳了心理治疗的几个主要特征，它们是：

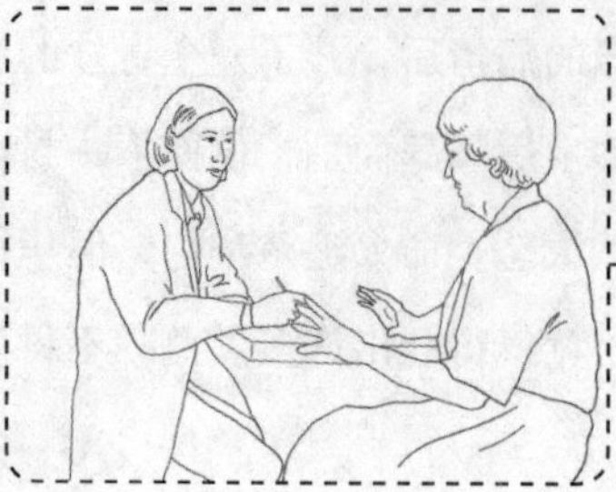

1. 心理治疗是一种两人或多人之间的持续的人际关系。参与心理治疗的其中一方具有特殊经验并接受过专业训练。

2. 在心理治疗过程中应用的主要方法实际上是心理学的原理，即包括沟通、暗示以及说明等机制。

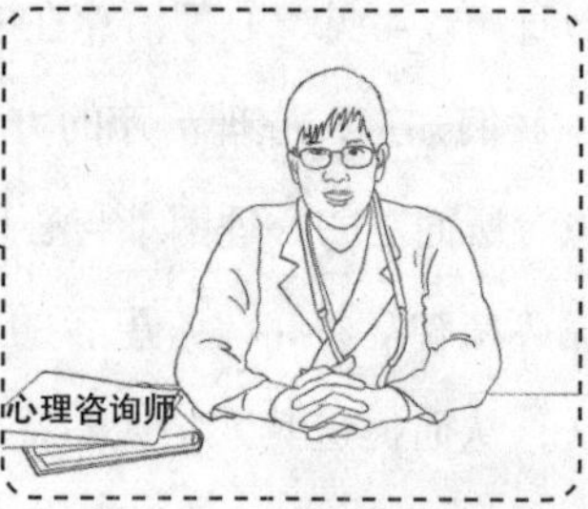

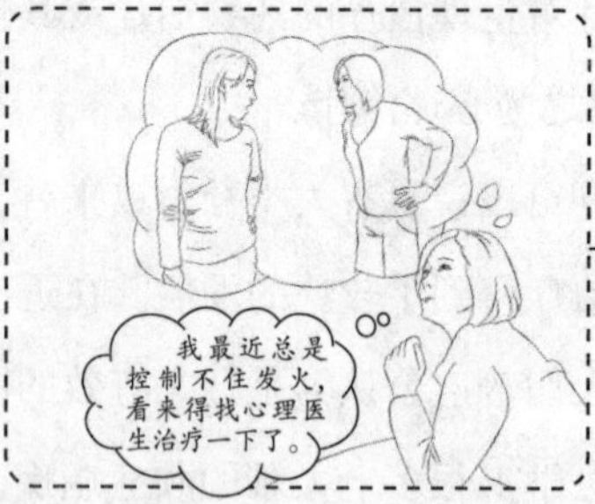

3. 心理治疗的程序是根据心理障碍的一般理论和求治者的障碍的特殊起因而建立起来的。

行为、不守纪律、不肯学习，甚至说谎、口吃、遗尿、吮指等怪癖恶习。所以，心理治疗在各国盛行起来，被广泛加以应用，并且逐渐摸索出了多种多样的心理治疗的具体形式。比如，音乐治疗、催眠暗示、生物反馈、行为矫正，等等。

当我们运用各种心理治疗时，都应该注意的是："心理"并不是单一式的、对症下药式的"对症治疗"，而是各种因素、各个方面配合起来的综合治疗。因为心理治疗的总目标，是改变一个人的属于病态心理的人格。

很多患有心理疾病的人，往往是由于从幼小的时候起，在人格发展上有缺陷，不能很好地适应周围环境，于是引起各种精神上的症状和反常行为，而这些症状和行为又都不是生理上的病变。心理治疗的任务，就是想方设法弥补他们的人格缺陷，使他们的人格不断地充实、丰富和完善化。

当然，心理治疗绝不是万能的。心理治疗曾一度被人们误解为唯心的，甚至被歪曲为"挂着科学招牌的迷信"，其中一个重要的原因，就是把心理治疗的作用、疗效，说得过了头，弄得神乎其神、不切实际。

如果你扮演"医生"的角色，对你的朋友、伙伴、亲人进行心理治疗时，你就要让对方对你产生信任感、亲切感和安全感，你首先应该设法使他们增强治愈的信心和决心，对他们多加体贴和鼓励，在思想相互沟通交流的气氛中进行。俗话说："心病还须心药医。"对于心理疾病患者，除了适当用药之外，还要有针对性地做好他们的思想工作，帮助他们用自己的意志和理智去战胜疾

◇ 自我治疗应该注意的问题 ◇

在运用心理治疗进行自我治疗时应当注意下面几个问题：

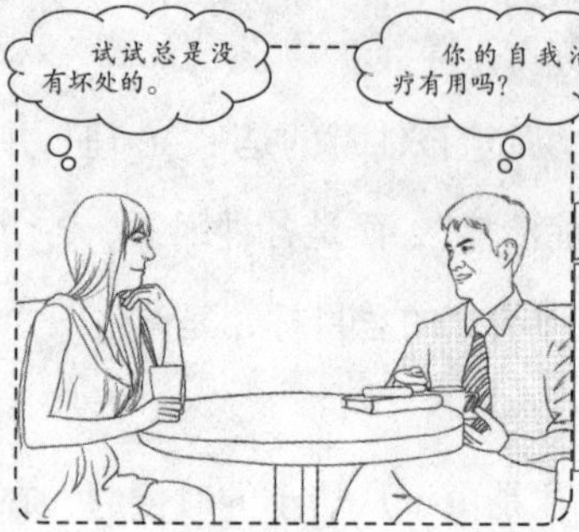

1. 对心理治疗充满信心。

确信试试看总会有益无害，这样的自我暗示作用本身就是心理治疗。

2. 坚持“治疗”，持之以恒。

不要因为很快就收到疗效而停止，也不要因为还看不出成效就中断。

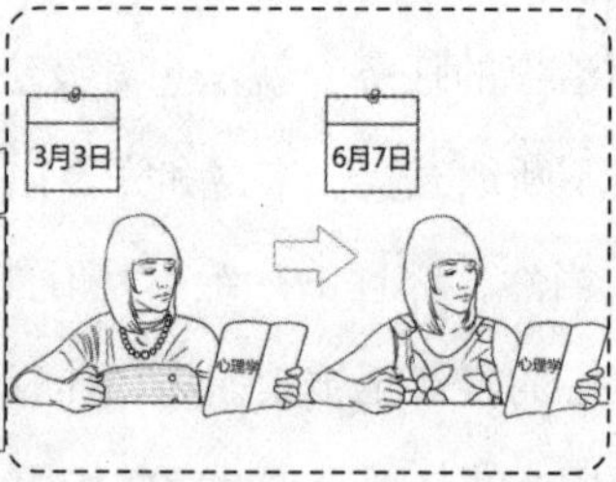

当然，如果某一方法收效不大，或看不出什么显著的效果，那就不妨改用另一种方法，也可以几种方法交替或同时使用。

病。无论是谈话，还是帮助他们采用一些具体的心理治疗时，从语言到表情，都要避免种种不良的暗示。既不能急躁，急于求成，也不要厌烦，灰心丧气。只有这样，才能收到理想的治疗效果。

第二章

别让心态毁了你

——常见不良心态的心理自疗

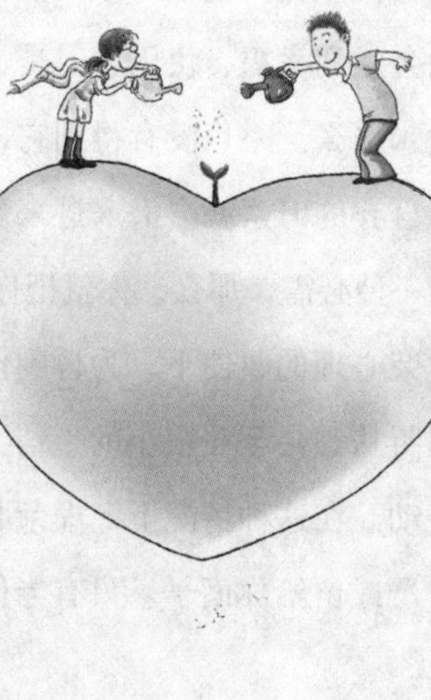

▷ 甩掉虚荣，你的生活更美丽

现实中你也许把非常多的时间用在了努力征得他人的同意上，或者说用在了担心他人不同意你做的那些事情上。如果他人的赞同或同意成了你生命中的必需，那么，你又多了一件要干的事。你可能开始时认为，我们都喜欢掌声、恭维和表扬。因为当别人称赞我们时，我们感觉都非常好。谁不愿意被人奉承、恭维呢？没有必要不允许人们这样做。获得他人的赞同本身并没有害处，事实上，夸赞使人感到愉悦。寻求他人的赞许只有在它成了一种必需而非一种渴望的时候才是误区，才成为一种爱慕虚荣的表现。

如果你渴望他人的赞许或同意，那么，一旦获得了他人的认可，你就会感到幸福、快乐。但是，如果你陷入这种无法摆脱的虚荣之中，那么，一旦没有得到它，你就会感到情绪低落。这时候，自暴自弃的因素就会潜入进来。同样，一旦征求他人的同意成了你的一种必需，那么，你就把你自己的一大部分交给了外人。在爱慕虚荣心理的驱使下，为得到他人的认可，外人的任何主张你都必须听从，甚至在很小的事情上。如果外人不同意，你就不敢轻举妄动。在这种情况下，虚荣心使得你选择的是让他人去践踏你的尊严或留给你面子。只有当他们给予你表扬时，你才会感觉良好。

这种征得他人同意的虚荣心极其有害，但是，真正的麻烦会

随着事事必须请示他人而来。如果你果真有这样一种虚荣心，那么，你的人生注定会有许多痛苦和挫折。而且，你会感到自己的形象是软弱无力的，是没有社会地位的。

如果你想获得个人的幸福，你必须将这种征得他人同意的虚荣心从你的生命中根除掉。这种虚荣心是心理上的死胡同，绝不可能使你从中得到任何好处。

自古至今，人类的舞台都在上演着虚荣的故事。难怪诗人要说："虚荣，虚荣，世界上一切都是虚荣！"

虚荣是一种特性，是取攻势不是取守势的，所以虚荣的人，不但会拿利刃刺进自己身体，而且还会把利刃掉转头去，刺向别的人。所以凡是虚荣的人，他的周围便都是他的仇敌，因此他也享受不到生活上互助的快乐。

由于虚荣引发的惨烈竞争，是最不幸、最恶劣的事。人们因虚荣的竞争而送掉性命的惨例是举不胜举的，而虚荣的人能够永远维持他的虚荣的例子却屈指可数！凡虚荣的人，总有一天，他会和他的邻人、同事、老婆、儿女，甚至不知虚荣为何物的自然界发生冲突，最后一败涂地。虚荣虽然可以自欺欺人，但它欺骗不了自然。虚荣是对自然的一种侮辱，但自然是不容许任何侮辱的。

人类的虚荣之心，已经是根深蒂固、难以铲除的了。自古以来，许多哲学家、宗教家都曾提出警告，还加以道德的攻击，然而都无用，它不但不曾因此而稍减其威，反而越来越猖獗了。**要想从根本上解决人类的虚荣问题，关键不在于如何破坏它，而在**

于如何改善它，诱导它走向有用的方面去。虚荣只要用到对人类社会有利的地方，它就不但无害，而且有益。

▷ 自卑是悲剧的根源

对自身的蔑视和残忍可以有不同的表现方式，自卑感便是最常见的对自我的憎恨。在生活中，很多人缺少某种能力，却认为他人都拥有那种能力，因此会感到自卑，**与自己过不去，轻视自己，这是许多悲剧的根源所在。**我们希望像他人那样去生活，买相同的衣服、相同的家具，像他们一样地说话、做事。**我们将自我置于别人的人格之下，鞭打自己的灵魂，批判自己，我们无限夸大别人的能力，这种夸大又反衬出自己的渺小，这是伤害自我的致命武器。**我们会觉得自己的人格极不完善，有各种各样的缺点和不足，而别人却完美无瑕，显得沉着自信。这种感觉是极其荒谬的。我们应该明白，别人的内心世界也同样残留着过去失败所留下的伤疤。懂得了这一点，我们就不会再把自己破裂的伤口看得那么严重。

李白在《将进酒》中吟道："天生我材必有用！"这是何等豪迈的气势！心理学家读到此句的时候，肯定还会再加上一句：这是何等的自信！我们周围充满竞争，眼前常有机遇，每当人们走向新的挑战之前，总是向挑战者或竞争者显示：天生我材必有用，这次胜利非我莫属！但是，在人生舞台上，有些人却低低哀叹：天生我才……没有用。这种自卑的"自白"与自信者的豪言壮志

◇ 自卑的常见表现 ◇

长期生活在自卑之中的人，往往情绪低沉，郁郁寡欢，在日常生活中常有以下表现：

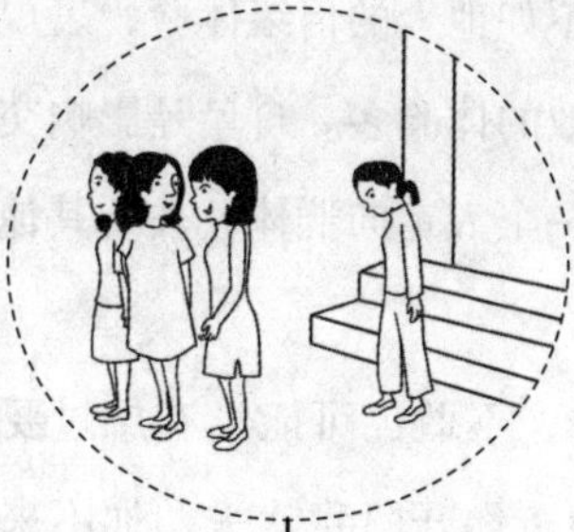

常因害怕别人看不起自己而不愿与人来往，只想与人疏远，缺少朋友。

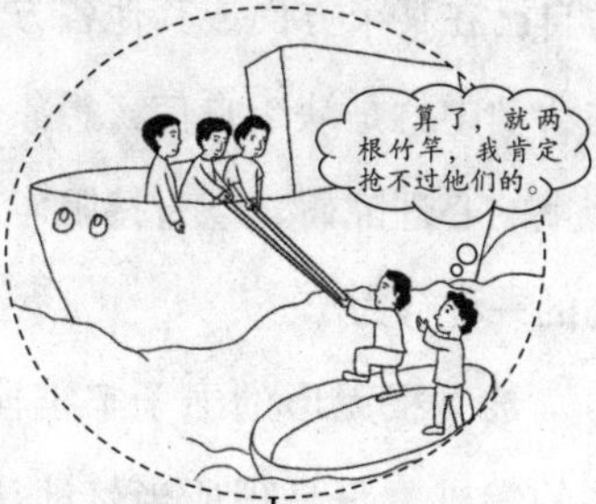

自卑的人，缺乏自信，常因害怕失败而主动放弃到手的机会，从而错失各种人生机遇。

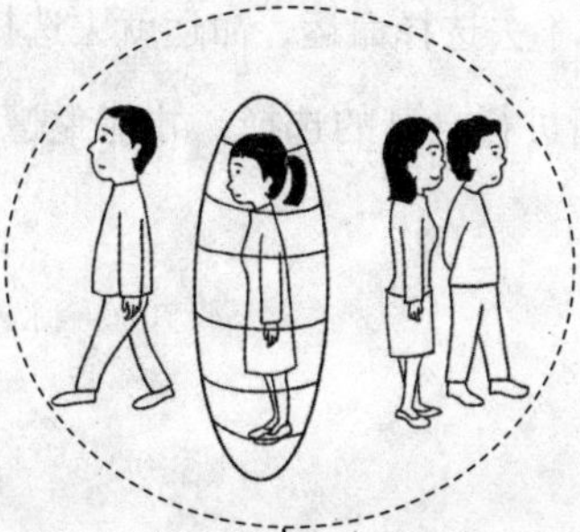

总觉得自己不如别人，在与人交往中不知所措，于是把自己封闭起来。

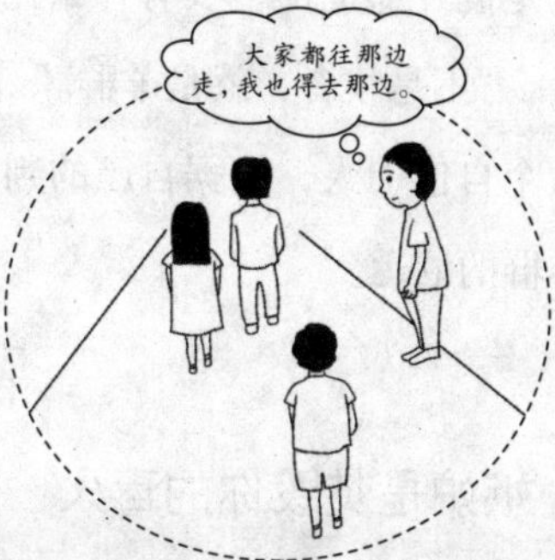

丧失信心之人，常对自己的决定缺乏自信，便随大流以求与他人保持一致。

另外，很多人会常感到疲惫，心灰意懒，注意力不集中，工作没有效率，缺少生活情趣，这其实也是自卑的一种表现。

产生了强烈的反差：自信者相信自己的力量，竭力去做人生舞台上的主角；自卑者认为自己没有能力，只适合当观众。自卑是个人由于某些生理缺陷或心理缺陷及其他原因而产生轻视自己、认为自己在某个方面或其他各方面不如他人的情绪体验，表现在交往活动中就是缺乏自信，想象失败的体验多。自卑是影响交往的严重的心理障碍，它直接阻碍了一个人走向群体，去与其他人交往的一种行为。

被一根无形的绳子牢牢拴住，不敢也可能没有想过要去做别的尝试，只是理所当然地认为：你开门我就去，你不来开门我就等着。我们常常抱怨命运把通向成功的大门锁住了，却从来没有想过通过的方法还有很多种，你尽可以绕行、爬墙，甚至是撬开那把锁，没有什么比接受命运摆布更糟糕的事了。

"不是牧者，就是羊群。"你不去选择命运，命运就去选择你。做个自信的人，依据自己的判断进行自己的选择，才能免遭成为羊群的厄运。

▷ 嫉妒是焚毁你的毒火

《三国演义》中，有位雄姿英发、文武双全的大英雄叫周瑜。这位当时很了不起的风度翩翩的美男子，年纪轻轻就执掌江东（吴国）的统兵大都督要职。尤其他在赤壁大战中，更显出叱咤风云、谋略高人、指挥得当的政治军事才能。他以少量东吴和刘备之师，取得大破曹操 83 万大军的辉煌胜利，在历史上留下千古绝唱的赫赫声名。据说，此人不仅披挂上马，能征善战，运筹帷幄、决胜千里，文韬武略亦堪称上乘，是位难得的英俊奇才。而且，周瑜还熟谙音律。有传闻说他听音乐演奏时，若谁奏错一个音符，他便即刻耳辨目详。为此，有“曲有误，周郎顾”之说。当后人对周瑜其人的褒奖盛赞之际，人们也同时看到了这位英才的两大致命弱点，那就是他的量窄和嫉才。

周瑜一生肚量太窄，人人皆知。比如，在取得火烧赤壁大战成功后，竟容不下与他共同抗曹的诸葛亮的存在，密令部将丁奉、徐盛追杀诸葛亮。不料诸葛亮早有准备，密杀失败。为此，周瑜万分气愤。如此不能容人的周瑜，密除同盟，过河拆桥，实在让人心寒并为之深感可悲。

周瑜为什么容不下诸葛亮？原来，足智多谋的诸葛亮处处高周瑜一着，尤其在关键时刻，事事想在周瑜之前，且能将周瑜内心活动看得一清二楚。正因如此，才使得量窄、嫉才的周瑜妒忌得寝食难安，并随时想除掉才智高于自己的诸葛亮。而诸葛亮总先于周瑜谋害前就有了防备，这更使周瑜一次比一次气懑于心。嫉才、欲加害诸葛亮的结果是反把周瑜自己给活活“气死”。

有道是：“人之将死，其言也善。”可周瑜在临死之前，非但未能悔悟自己的致命弱点，反而含恨仰天长叹，曰：“既生瑜，何生亮？”连叫数声而亡。

一代英雄就这样自掘坟墓，害人而最终害己。莎士比亚曾经说过：“像空气一样轻的小事，对于一个嫉妒的人，也会变成天书一样的确证；也许这就可以引起一场是非。”一旦你被嫉妒的毒蛇

◇ 嫉妒的三个阶段 ◇

嫉妒不是天生的，而是后天形成的。嫉妒心理一般有三个发展阶段：

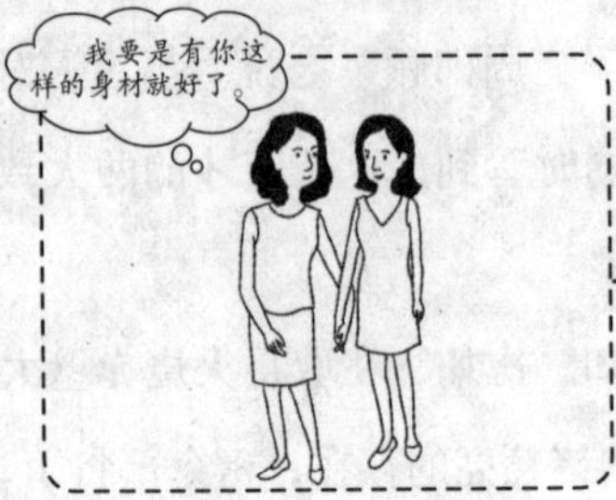

1. 嫉羡。

嫉羡中以羡慕为主，嫉妒为辅。

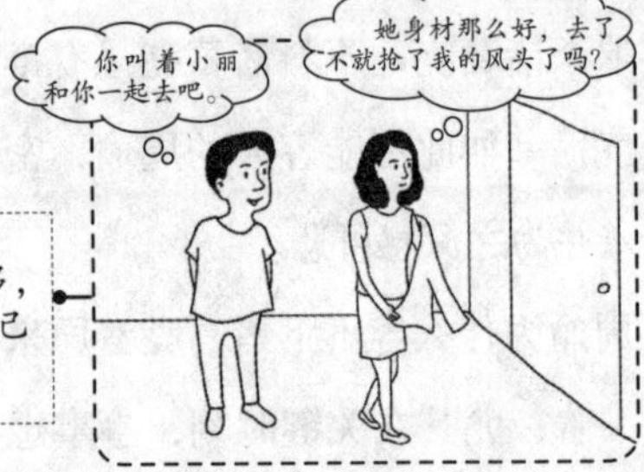

2. 嫉优。

嫉优中嫉妒的成分增多，已经到了怕别人会威胁自己利益的地步。

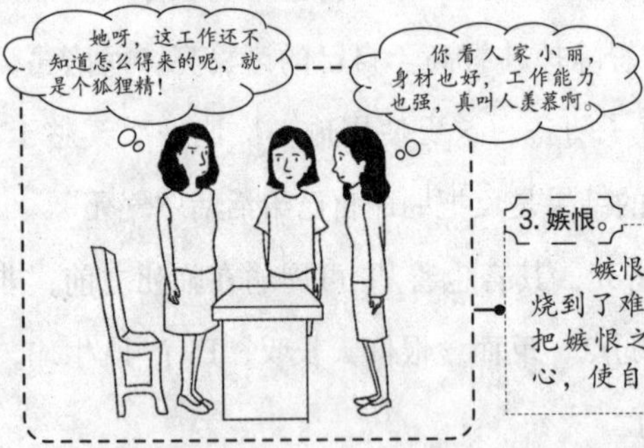

3. 嫉恨。

嫉恨把嫉妒之火熊熊燃烧到了难以扑灭的地步。这把嫉恨之火炙烤着自己的心，使自己没有片刻宁静。

嫉妒实质上是用别人的成绩或优点进行自我折磨，但别人并不因此而逊色，自己却因此而痛苦不堪。

所缠上，那么生活中就会有太多的事引起你的不平和愤恨。别人衣着比你的光鲜，你会愤愤不平；别人比你多和上司说了一句话，你会郁闷一整天；别人开的车比你的好，你会恼怒不止……日常生活中每一件事都有可能成为你心情烦躁的源泉，你会终日饱受嫉妒的折磨，最后被它所伤。

▷ 苛求完美会绷断你人生的琴弦

有个人有一张出色的由檀木做成的弓，他非常珍惜这张弓——因为用它射箭又远又准。

有一次，这个人一边观察一边想：还是有些笨重，外观也无特色，如果请艺术家在弓上雕一些图画就好了。于是，他请艺术家在弓上雕了一幅完整的行猎图。

这个人拿着这张完美的弓心中充满了喜悦。“你终于变得完美了，我亲爱的弓！”

这个人一边想着一边拉紧了弓，这时，弓“咔”的一声断了。

人生就像这个人手中的弓，追求完美的唯一结果就是让这张弓毁于一旦。

还有一个人非常热衷于登山，他有幸加入了攀登珠穆朗玛峰的活动。到了7800米的高度时，他支持不住了，便停了下来。当他回去讲起这段经历时，大家都替他惋惜：“为什么不再坚持一下呢？再往上攀一点点，就能爬到顶峰了！”

“不，我最清楚，7800米的海拔是我登山生涯的极限，我不会为此感到遗憾的。”他很平淡地说。

这个人是明智的。他了解自己的能力，没有为了追求完美而勉强自己，所以能够平安归来。而那些追求完美的人，往往都在还没有衡量清楚自己的能力、兴趣之前，便一头栽在一个过于高远的目标里，每天受着辛苦和疲惫的折磨。他们希望获得他人的掌声和赞美，博得别人的羡慕，为此，便将自己推向完美的边界，做什么事都要尽善尽美。久而久之，生活便成了负担，工作当然也毫无意义可言。

金无足赤，人无完人，我们都应该认识到自己的不完美。全世界最出色的足球选手，10 次传球也有 4 次失误；最棒的股票投资专家，也有亏钱的时候。**既然连最优秀的人做自己最擅长的工作都不能尽善尽美，那么一个普通的人有失误又有什么不能原谅的呢?**

只要你知道这世界上没有什么会达到“完美”的境地，你就不必设定荒谬的完美标准来为难自己。你只要尽自己最大的努力去干好每件事，就已经是很大的成功了。

从前有一位画家，想画出一幅人人都喜欢的画。经过几个月的辛苦工作，他把画好的作品拿到市场上去，在画旁放了一支笔，并附上说明：“亲爱的朋友，如果你认为这幅画哪里有欠佳之笔，请在画中标上记号。”

晚上，画家取回画时，发现整个画面都涂满了记号——没有一笔一画不被指责。画家心中十分不快，对自己的画技深感失望。他决定换一种方法再去试试，于是他又摹了一张同样的画到市场上展出。可这一次，他要求每位观赏者将其最为欣赏的妙笔都标上记号。结果是，一切被指责过的地方，如今全又换上了赞美的标记。

最后，画家不无感慨地说："我现在终于明白了，无论自己做什么，只要使一部分人满意就足够了。因为，**在有些人看来是丑的东西，在另一些人的眼里恰恰是美好的。**"

在人生中，你绝对不可能让所有人都满意，绝对不可能达到至善至美的境界。完美往往只会成为人生的负担。一旦人绷紧了完美的弦，它却可能发不出音来。

第三章

优秀的人，从来不会输给情绪

——做自我情绪的主人

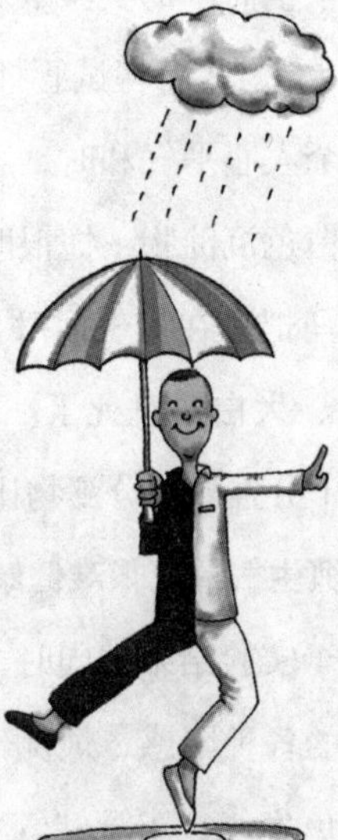

▷ 气大伤身

世间万事，危害健康最甚者莫过于生气。

诸如：咆哮如雷的“怒气”，暗自忧伤的“闷气”，牢骚满腹的“怨气”，有口难辩的“冤枉气”等。“气”乃一生之主宰，与人体健康关系密切。若“心不爽，气不顺”，必将破坏机体平衡，导致各部分器官功能紊乱，从而诱发各种疾病和灾难发生，所以《黄帝内经》明确指出：“**百病生于气**。”

美国生理学家爱尔马为了研究心理状态对人体健康的影响，设计了一个很简单的实验：用玻璃试管收集人们在不同情绪状态下的“气水”，然后将试管插入装有冰水混合物的容器。研究发现，当一个人心平气和时，容器里的水是澄清透明无杂的；悲痛时水中有白色沉淀物；悔恨时有蛋白质沉淀；生气时有紫色沉淀物。爱尔马把人在生气时呼出的“生气水”注射到大白鼠身上，12 分钟后，大白鼠竟死了。由此爱尔马分析认为：“人生气时的生理反应十分强烈，分泌物比任何情绪时都复杂，都更具有毒性。**因此，动辄生气的人很难健康，更难长寿**。”

震惊于实验结果的同时，我们更要清楚，我们每一个人，面对生活中的各种困惑、烦忧，都应该学会宽容、学会理解、学会忍让、避免生气，牢记“气大伤身”，用宁静的博爱的心态，对待世事是非，烦恼自会远离。哲人说：生气，就是拿别人的错来惩罚自己。

不错呢！何必为别人背沉重的包袱，又何必为别人犯下的错误承担责任，其实，人只要肯换个想法，调整一下态度，或者移转一下视角，就能让自己有新的心境。只要我们肯稍作改变，就能抛开坏心情，迎接新的处境。

我们需要记住："生气，是一种毒药！"我们不能让自己的情绪只停留在问题的表面，我们必须学习"转念""少点怨，多点包容""多洒香水、少吐苦水"，让负面的思绪远离，而用乐观的正面思绪来迎接人生。

控制自己的愤怒的确是件非常不容易的事情，因为我们每个人的心中永远存在着理智与感情的斗争。如同所有的习惯一样，控制冲动也是一种必须经过训练才能得到的能力。要具备这种能力，有两个基本方法：第一，你必须不断地分析你的行动可能带来的长期后果；第二，你必须不屈不挠地按照符合你的最大利益的决定而行动。

古时候，有一个叫爱地巴的人，每次生气和人起争执的时候，他就以很快的速度跑回家去，绕着自己的房子和土地跑三圈，然后坐在田地边喘气。

爱地巴工作非常勤劳努力，他的房子越来越大，土地也越来越广，但不管房、地有多大，只要与人争论生气，他还是会绕着房子和土地绕三圈。

爱地巴为何每次生气都绕着房子和土地绕三圈？

所有认识他的人，心里都有疑惑，但是不管怎么问他，爱地

◇ 如何排解自己的“气” ◇

在愤怒的时候，安抚自己的内心远比找其他的人发泄来得高明。不生气难做到，但并不意味着没有解决的办法。

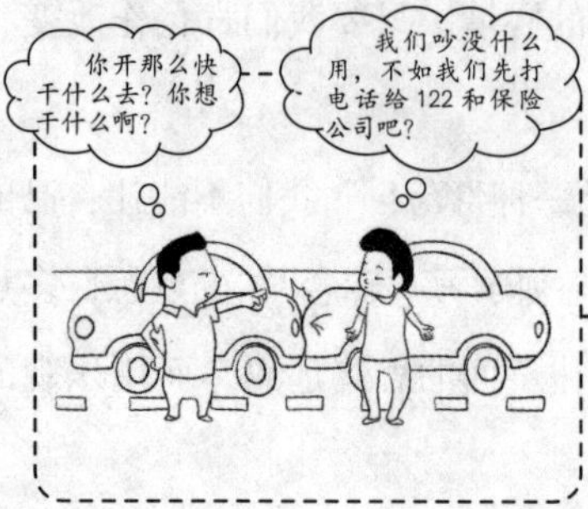

在突发事故面前，应保持冷静的思考和稳定的情绪，遇事冷静，能客观地做出分析和判断。

多方面培养自己的兴趣与爱好，如练书法、养花、下棋等，可以修身养性、陶冶情操。

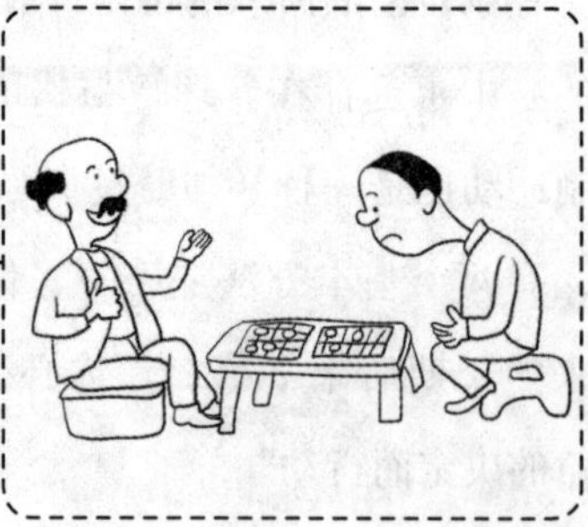

巴都不愿意说明。

直到有一天，爱地巴很老了，他的房、地也已经太广大。有一天，当他生气后拄着拐杖艰难地绕着土地和房子走完三圈时，太阳都下山了，爱地巴独自坐在田边喘气。

他的孙子在身边恳求他：“爷爷，您年纪大了，这附近的人也没有谁的土地比您的更大，您不能再像从前，一生气就绕着土地跑啊！您可不可以告诉我这个秘密，为什么您一生气就要绕着土地跑三圈？”

爱地巴禁不起孙子恳求，终于说出隐藏在心中多年的秘密。

他说：“年轻时，我一和人吵架、争论、生气，就绕着房、地跑三圈，边跑边想，我的房子这么小，土地这么小，我哪有时间、哪有资格去跟人家生气？一想到这里，我的气就消了，于是就把所有时间用来努力工作。”孙子问道：“爷爷，那您年纪大了，又变成最富有的人了，为什么还要绕着房、地跑呢？”

爱地巴笑着说：“我现在还是会生气，生气时绕着房、地走三圈，边走边想，我的房子这么大，土地这么多，我又何必跟人计较呢？一想到这，我的气也就消了。”

我们要学习爱地巴那种自我调整的方法，用平易温和的方式，使自己波动的情绪得到抚慰。在我们有情绪的时候，**安抚自己的内心远比找其他的人发泄来得高明。**

▷ 怒气这样消解

“风平而后浪静，浪静而后水清，水清而后游鱼可数”，这就是怒气消解的至高境界。

制怒的智慧，首先来自冷静。冷静提供了思考的空间，头脑一发热，思考的空间就少了，也就容易失去理智，意气用事，无端动怒，结果将人际关系带往不可追悔的地步。

在怒火中烧时，“逆向性思维”有助于我们冷静下来。一定要劝自己回头想想为什么与人发生冲突，是不是自己太冲动？这样，头脑就会较为冷静，较为理智，看问题就会比较乐观，从而避免做出过激的举动和后悔莫及的蠢事。

有个幽默故事，讲的是英国约翰·哈尔丹教授与友人进行一场讨论，最后朋友叹口气说：“再讨论下去也没有用。我知道你接着要说什么，你接着要干的事我也知道。”哈尔丹教授一听，一屁股坐到地板上，向后翻了两个跟头，然后坐回到椅子上。“看，你预料错了吧，”他微笑着说，“这就证明了你并非总是对的！”

你下次面对一个怒气冲冲且情势变得越来越严重的局面时，不妨试用一下“温和的回答”这个方法。控制住你的情绪，然后心平气和地寻找解决问题的办法。这样做，你就能将你拥有的最重要的资源控制在你手里，而这资源便是你的心灵。通过练习，你就会发现，对于粗暴的言语温和地做出反应，其实是最好的防卫手段。

小兰和丁梅是一对形影不离的好朋友。她们几乎每天都会煲上半个小时的电话粥，一有时间就一起去逛街、看电影、溜冰、跳舞，可是这一切自从小兰交了男朋友以后似乎就变了。其实丁梅也理解小兰的生活变化，即使小兰有时答应和她一起出去却中途变卦，丁梅也并未生气，毕竟自己已经不是她的生活重心了。可是，小兰三番五次毫无诚意地许诺给丁梅各种各样的约会，最后却没有一次守约，事后还怪罪丁梅，说丁梅不给自己一点私人空间。丁梅当时非常愤怒，因为那些承诺并不是丁梅自己要求的，而是小兰主动提出的，那很可能是小兰在和男友吵架之后的一种宣泄，而一旦男友道歉，小兰又撇下丁梅，欢欢喜喜地去和男友

◇ 发泄愤怒的合理方式 ◇

虽然说愤怒对人的危害很大，但并不是不允许人们愤怒，当产生愤怒之后，应该合理发泄，避免伤人伤己。

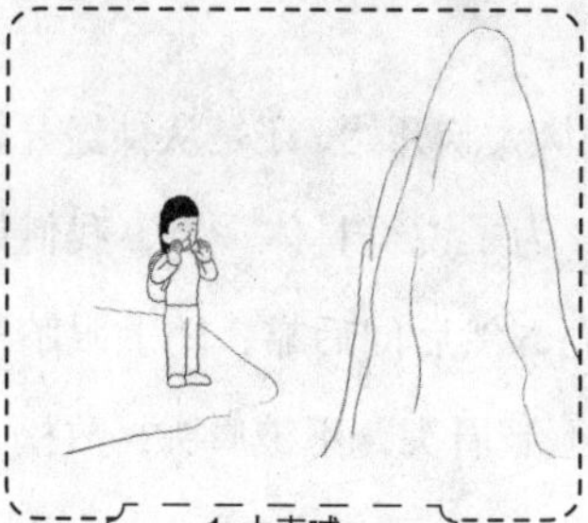

1. 大声喊。

找一僻静处大声喊，排解郁闷，喊过之后，人的心情会逐渐平静。

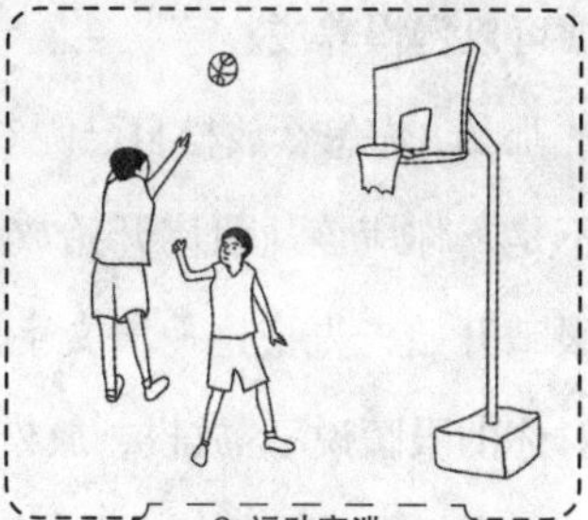

2. 运动宣泄。

打球、跑步、跳绳等运动，会很快缓解你愤怒的情绪。

愤怒是一个人遇到挫折时的自然情绪反应。愤怒时，我们要知道如何发泄愤怒，排解心中的不快，减轻愤怒带来的不良影响。

约会。丁梅觉得自己被利用了，她很想发火。但冷静下来之后，她又觉得和小兰的友谊异常珍贵，发火只能导致两人之间出现裂痕。最后丁梅开诚布公地和小兰做了交谈，小兰向她道了歉，她们又和好如初了。

▷ 消除紧张，掌握人生的平衡

一辆马力经常加到极限的车不会用得太久；一根绷得过紧的琴弦易断；一个心情日夜紧张的人易病。所以善开车的人永不把车开得过快；善操琴的人永不把琴弦绷得过紧；善养生的人永不使心情日夜紧张。

紧张是一种习惯，放松也是一种习惯。坏习惯可以改正，好习惯可以慢慢养成。

那么，你怎么放松自己呢？是从大脑开始，还是从神经开始？都不是，你应该从肌肉开始放松。为了说得具体一点，我们假定由眼睛开始，先把这一段文字读完，然后向后靠，闭上眼睛静静地对你的眼睛说："放松，放松，不皱眉头，不皱眉头，放松，放松……"慢慢地重复约一分钟……

小说家薇姬·鲍姆有过这样的经历。小时候，她摔跤伤了膝部和腕部，有个老人把她扶起，这老人当过马戏班的小丑，一边帮她掸掉身上的灰土，一边说："你之所以会受伤，是因为你不懂得怎样放松自己，你要把自己当成一只旧袜子，有那样的松弛感。过来，我教你怎么做。"

老人教薇姬和其他小孩子怎么跌倒，怎么前翻滚、后翻滚。他不停地叮咛："把自己想象成一只松垮垮的旧袜子，你就一定会松弛下来！"

下面介绍几种消除紧张情绪的方法，希望对还在紧张的人们能够有所裨益。

1. 畅所欲言

当有什么事烦扰你的时候，应该说出来，不要埋在心里。把你的烦恼向值得你信赖的、头脑冷静的人倾诉：你的父亲或母亲、丈夫或妻子、挚友、老师等。

2. 暂时避开

当事情不顺利时，你暂时避开一下，去看看电影或一本书，或做做游戏，或去随便走走，改变环境能使你感到松弛。强迫自己“保持原来的情况，忍受下去”。当你的情绪趋于平静，而且当你和其他相关的人均处于良好的状态可以解决问题时，你再回来着手解决你的问题。

3. 每天自省四五次

自问：“我做事有没有讲求效率？有没有让肌肉做不必要的操劳？”这样会使你养成一种自我放松的习惯。

4. 每天晚上再做一次总的反省

想想看：“我感觉有多累？如果我觉得累，会不会是我工作的方法不对？”丹尼尔·乔塞林说过：“我不以自己疲劳的程度去衡量工作绩效，而用不累的程度去衡量。”他说：“一到晚上觉得自己特别累或容易发脾气，我就知道当天工作的质量不佳。”如果全世界的商人都懂得这个道理，那么，因过度紧张所引起的高血压死亡率就会在一夜之间下降，我们的精神病院和疗养院也不会人满为患了。

5. 改掉乱发脾气的习惯

当你感到想要骂某个人时，你应该尽量克制一会儿，把它拖到明天，同时用抑制下来的精力去做一些有意义的事情。例如做一些诸如园艺、清洁、木工等工作，或者是打一场球，或者是去散步，以平息自己的怒气。

6. 谦让

如果你觉得自己经常与人争吵，就要考虑自己是否过分主观或固执。要知道，这类争吵将对周围的亲人，特别是给孩子的行为带来不良的影响。你可以坚持自己认为是正确的东西，静静地去做，给自己留有余地，因为你也可能是错误的。即使你是绝对正确的，你也可按照自己的方式稍做谦让。

▷ 不要让抱怨成为一种习惯

“不满”和“抱怨”是常见的一种情绪，也是最容易被善于寻找借口的人利用的。

不少员工总是在想着“我应该得到什么”，抱怨公司或领导“没有给我什么”，却没有反躬自问：“相对于希望从事的职业我还缺乏什么，可能要付出什么，做得够不够？”抱怨别人者总是把责任推到别人身上，看不到自己的错误和不足。抱怨成了不负责任和不够忠诚的借口。这样下去，他们在抱怨中会丧失许许多多的机会，落在别人的后面。

曾经有一位好发牢骚的员工愤然离开了好几任老板，抱怨老板的种种不是，三年后，当他在自己最喜欢的事业上被老板辞退的时候，他终于明白是自己一直欠缺必备的能力，而不是原先的老板没有赏识他。

抱怨经常发生，它也很容易传染，而且让别人感染上此病后浑然不知。人似乎天生就有一种抑强扶弱、劫富济贫的心态，对那些超越我们、管理我们的人天生有一种抵触情绪。有些人会不自觉地认为，富人之所以富有，是缘于掠夺。直到今天，这种财富的原罪始终没有从人们的头脑中消除。

那些落魄的人的确值得同情，但是他们今天的落魄境况完全是由于社会或者其他人造成的吗，他们自己就没有责任吗？同样，当他们抱怨老板的时候，没想到自己也有责任吗？从表面上看，老板们拥有巨大的可自由支配的财富，但是他们能享受和消费的并不比我们多，相反，他们付出了比普通人多得多的心力。从某种意义上说，他们是更值得我们同情的人——同情他们即使下班铃声响过很久也无法放下手上的工作，同情他们为了改变员工而付出的努力，同情他们忍受社会及员工不公正的评价和言论。那些指责老板的人并没有意识到，如果没有老板的辛勤努力，许多人的命运会更为悲惨。

长期的抱怨可能会导致一个人对企业失去忠诚，陷在一种无法自拔的低迷情绪中。因为抱怨，一个人可能会抵不住其他机会的诱惑，或者不能承受企业暂时的困境，所以消极对抗或者另谋出路。比如一个技术人员，刚到一个小工厂，在发展的初期，不可避免地会遇到战略不清晰、管理混乱、老板经常变换思路等情况，这时候他抱怨："你是请我来干事业的，不是来和你们变来变去的。"他认为这样的企业和老板不值得为之效力，准备跳槽。其实抱怨的员工可能不明白，这是很多小工厂必须渡过的一道难关，而一个员工在这种时候不仅要做事，还要学会应对各种可能的突发事件，并且与老板共渡难关。

◇ 抱怨的坏处 ◇

许多人都有抱怨的习惯，但却不知道这个习惯会在不知不觉中给自己带来许多副作用。

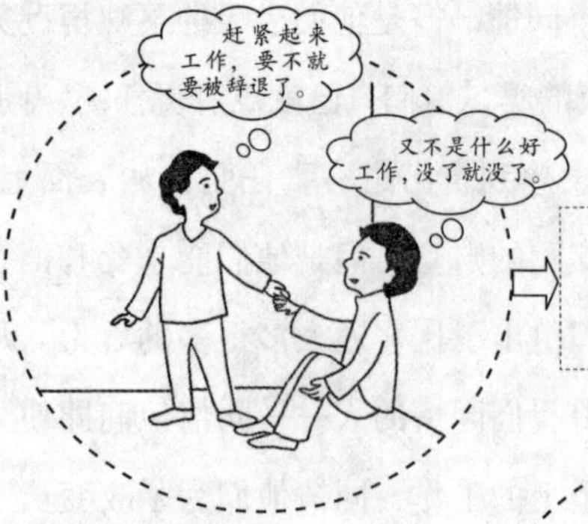

1. 抱怨是丧志之始。

人一旦心中满怀怨恨，就会愤愤不平，怀忧丧志，从此一蹶不振。

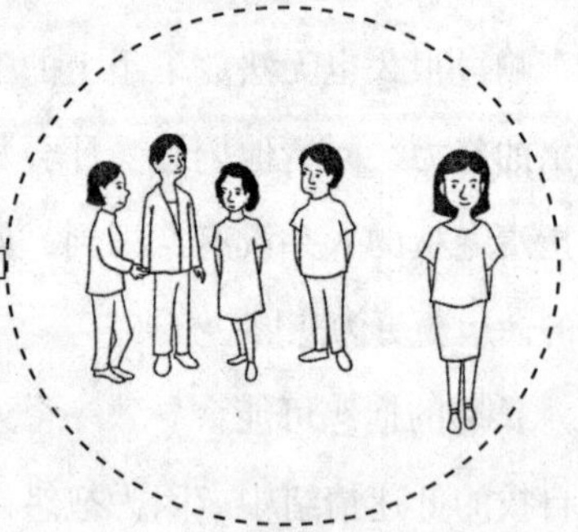

2. 抱怨是结仇之源。

抱怨绝对不会让自己获得欢喜，你抱怨人家一分，别人回给你的可能就是加倍的排斥。

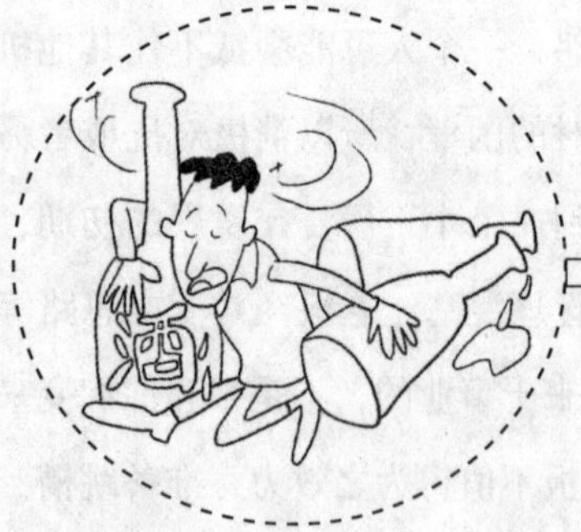

3. 抱怨是败德之行。

人一旦有了抱怨，情绪就会非常恶劣，就可能会出现败德行为，如酗酒、对领导阳奉阴违等。

因此，一旦发现自己心中有了抱怨的念头，就应该立刻有所警觉，及时反省。

作为一名体贴的员工，你应该明白，经营和管理一家公司是一件复杂的工作，会面临种种烦琐的问题，来自客户、来自公司内部的巨大压力，都会给老板带来种种困扰。更何况老板也是普通人，有自己的喜怒哀乐，有自己的缺点。站在对方的角度上思考问题是超越平庸的一大黄金定律。当你是一名雇员时，应该多考虑老板的难处，给老板多一些同情和理解；而当自己成为一名老板时，则需要多多考虑雇员的利益，多一些支持和鼓励。

很多情况下，老板需要的是员工提出建设性的好意见，而不是经常性的抱怨，如果员工这个时候从老板的角度为其着想，并且以老板能够接受的方式提出建议，老板应该是非常欢迎的。

如果一个员工有忠诚、敬业并且毫不抱怨的精神，就一定会被信任并委以重任，即使你受雇于他人，也同样能够成就自己的事业。反过来想想，当你为你的老板工作时，往往会认为老板太苛刻；而有朝一日自己成为老板时，你就会发现员工缺乏主动性。其实，什么都没有改变，只是你看待问题的角度发生了转变。所以，有一点你必须要知道：抱怨于事无补，并且只会让事情变得更糟。那些喜欢终日抱怨的人，即使独立创业，也没有办法改变这种恶习，更不会获得成功。

如果你还有时间进行抱怨，那么你就有时间把工作做得更好；如果你已经觉得抱怨无济于事，你就应该去寻找克服困难、改变环境的办法；如果你认为抱怨是一种坏习惯，你就应该化抱怨为抱负，变怨气为志气。

世界是美丽的，世界也是有缺陷的；人生是美丽的，人生也是有缺陷的；工作是美丽的，工作也是有缺陷的。因为美丽，才值得我们活一回；因为有缺陷，才需要我们弥补，需要我们有所作为。

一位伟人曾说："有所作为是生活中的最高境界。而抱怨则是无所作为，是逃避责任，是放弃义务，是自甘沉沦。"不论我们遭遇到的是什么境况，只是喋喋不休地抱怨，都注定无用，甚至把事情弄得更糟，而这绝不是我们的初衷。

没有任何抱怨，不仅是一种平和的心态，更是一种非凡的气度，一种超俗的境界。种下牡丹不会收获蒺藜，龙种不会生出跳蚤。工作不仅需要我们有一双睿智的双眼，也需要我们有一副矫健的身手，更需要我们有一颗热忱的心灵。时刻记住我们所做的一切都是为了我们自己，如此，我们就会以更高的标准来要求自己，以更宽的胸怀来对待别人，以更热的激情来对待工作。

▷ 告别焦虑，扫除心中阴霾

石油公司的一些运货员偷偷扣下了给客户的油量，卖给了他人，而老板却毫不知情。有一天，来自政府的一个稽查员来找老板，说他掌握了老板的员工贩卖不法石油的证据，要检举他们。但是，如果老板贿赂他，给他一点钱，他就会放他们一马。老板不能认同他的行为及态度。一方面老板觉得这是那些盗卖石油的员工的问题，与自己无关；但另一方面，法律又有规定"公司应该对员工行为负责"。另外，万一案子上了法庭，就会有媒体来炒作，传出去会毁了公司的生意。老板焦虑极了，开始生病，三天三夜无法入睡，一直在想："我到底应该怎么做才好呢？是给那个人钱呢，还是不理他，随便他怎么做？"

老板决定不了怎么办，每天担心，于是，他问自己："如果不付钱的话，最坏的后果是什么呢？"答案是：他的公司会垮，事业被毁，但是他不会被关起来。然后呢？他也许要找个工作，其实也不坏。有些公司可能乐意雇用他，因为他很懂石油。有意思的是，他的焦虑开始减轻，然后，他开始思考解决的办法：除了上告或给他金钱之外，有没有其他的路？找律师呀，律师可能有更好的点子。

第二天，老板就去见了律师。当天晚上他睡了个好觉。隔了几天，律师叫他去见地方检察官，并将整个情况告诉他。意外的事情发生了，当老板讲完后，那个检察官说："我知道这件事，那个自称政府稽查员的人是一个通缉犯。"老板心中的石头落了下来。这次经历使他永难忘怀。此后，每当他开始焦虑担心的时候，他就用此经验来帮助自己摆脱焦虑。

由此我们可以看出，焦虑是一种没有明确原因的、令人不愉快的紧张状态。适度的焦虑可以提高人的警觉度，充分调动身心潜能。但如果焦虑过度，则会妨碍你去应对、处理面前的危机，甚至妨碍你的日常生活。

以下步骤可以帮助你勇敢面对焦虑：

第一步：评估

我怕什么？或是我焦虑什么？

我为什么怕？或是我为什么会焦虑？

要对这些做直截了当的探索，越具体越好，最好拿出纸笔，清楚地写下来，问题才会明朗，仅用头脑想是不够的。

第二步：理解

纵然我所怕的事情真的发生了，或是最坏的结果发生了，是否真的是那么可怕？

他人是不是也有过类似的遭遇？他们是不是就完蛋了？

如果真的发生了，我就无法再活下去了吗？

评估及理解是很重要的消除焦虑的两大步骤，因为只有面对可能发生的最坏后果，我们才能从容地面对现在。人需要看破看透，才能放得下，只有放下人的欲念，才有自信。

第三步：再次评估现在的情况

现在的真正问题是什么？（例如担心高考失败的真正问题是什么？可能数学不好，所以会担心高考失败。）

问题的起因是什么？（数学不好的原因是什么？是数学的某一部分不好，还是数学基础不好？）

解决的办法有哪些？（再加强数学学习、请家教……）

我决定用哪种办法？（请家教。）

什么时候开始？（明天就开始。）

第四步：方法的有效度评估

目的是了解此方法有没有帮助，若没有，立刻改变。

第四章

你不是迷茫，而是自控力不强

——突破意志障碍，轻松前行

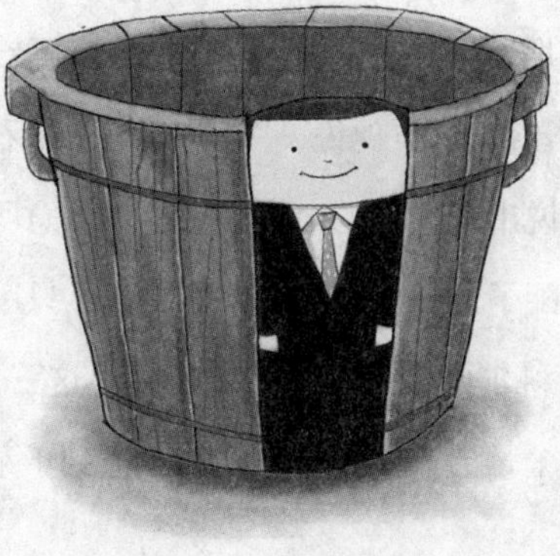

▷ 不被回忆所控制

靠怀念过去来逃避现实，是一种无益的习惯，其结果往往是使人逃避成熟的思考，进入一种虚无缥缈的幻想境界。

一个夏天的下午，在纽约的一家餐厅里，奥里森·科尔在等待着，他感到沮丧且消沉。由于他在工作中有几个地方出现错误，使他没有做成一项相当重要的项目。即使在等待见他一位最珍视的朋友时，也不能像平时一样感到快乐。

他的朋友终于从街那边走过来了，他是一名了不起的精神病医生。朋友的诊所就在附近，科尔知道那天朋友刚刚和最后一名病人谈完了话。

“怎么了，年轻人，”朋友不加寒暄就说，“什么事让你不痛快？”对他这种洞察心事的本领，科尔早就不意外了，因此他就直截了当地告诉朋友使自己烦恼的事情。然后，朋友说：“来吧，到我的诊所去。我要看看你的反应。”

朋友从一个硬纸盒里拿出一卷录音带，塞进录音机里。“在这卷录音带上，”他说，“一共有三个来看我的人所说的话。当然没有必要说出来他们的名字。我要你注意听他们的话，看看你能不能挑出支配了这三个案例的共同因素，只用四个字。”他微笑了一下。

科尔开始听起来，录音带上这三个声音共有的特点是不快活。第一个是男人的声音，显示他遭到了某种生意上的损失或失败。第二个是女人的声音，说她因为怀着照顾寡母的责任感，以至于一直没能结婚，她心酸地诉说她错过了很多结婚的机会。第三个是一位母亲，因为她十几岁的儿子和警察有了冲突，她一直在责备自己。

在三个声音中，科尔听到他们一共六次使用四个文字："如果""只要"。

"你一定大感惊奇，"朋友说，"你知道我坐在这张椅子里，听到过成千上万次用这几个字作开头的内疚的话。他们不停地说，直到我要他们停下来。有的时候我会要他们听刚才你听的录音带，我对他们说：'如果，只要你不再说如果、只要，我们或许就能把问题解决掉！'"朋友伸伸他的腿。"用'如果''只要'这四个字的问题，"他说，"是因为这几个字不能改变既成的事实，却使我们面朝着错误的方面，向后退而不是向前进，并且只是浪费时间。最后，如果你用这几个字成了习惯，那这几个字就很可能变成阻碍你成功的障碍，成为你不再去努力的借口。

"现在就拿你自己的例子来说吧。你的计划没有成功。为什么？因为你犯了一些错误。那有什么关系？每个人都会犯错，错误能让我们学到教训。但是在你告诉我你犯了错误，而为这个遗憾、为那个懊悔的时候，你并没有从这些错误中学到什么。"

"你怎么知道？"科尔带着一点辩护地说。

"因为，"医生说，"**你没有脱离过去式，你没有一句话提到未来**。从某些方面来说，你十分诚实，你内心里还以此为乐。我们每个人都有一点不太好的毛病，喜欢一再讨论过去的错误。因为不论怎么说，在叙述过去的灾难或挫折的时候，你还是主要角色，你还是整个事情的中心人……”

在朋友的开导下，科尔终于意识到，自己沉浸在过去错误的阴影中，还没有真正走出错误，并用积极上进的态度去改变现在的处境。朋友告诉科尔，**他患上了严重的“怀旧病”，而采用“如果”“只要”这类字眼是“怀旧病”的重要特征。**

应该说，一个人适当怀旧是正常的，也是必要的，但是一味地沉湎于过去而否认现在和将来，就会陷入病态。

每个人都应当谨记：昨天就像使用过的支票，明天像还没有发行的债券，只有今天是现金，可以马上使用。今天是我们轻易就可以拥有的财富，无度的挥霍和无端的错过，都是一种对生命的浪费。

这世上再也没有什么能比今天更真实了。

不要回避今天的真实与琐碎，走脚下的路，唱心底的歌，把头顶的阳光编织成五彩的云裳，遮挡风霜雨雪。每一个日子都向人们敞开，让花朵与微笑占满你疲惫的心灵，让欢乐成为今天的中心。如果有荆棘刺破你匆匆的脚步，那也是今天最真实的痛苦。

只有把持今天，才能让生命感知生活的无边快乐。

▷ 都是依赖惹的祸

有些人经常持有的一个最大谬见，就是以为他们永远会从别人不断的帮助中获益。力量是每一个志存高远者的目标，而依靠他人只会导致懦弱。力量是自发的，不依赖于他人。坐在健身房

◇ 依赖心理的分类 ◇

依赖心理分为两类，分别为主观依赖和客观依赖。

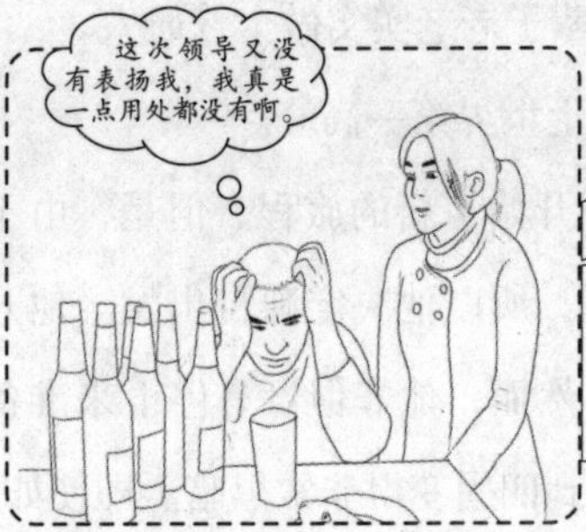

1. 主观依赖。

认为自己的价值要依赖他人肯定，意志较弱，需要依赖外界的人和物来证实自己的价值。

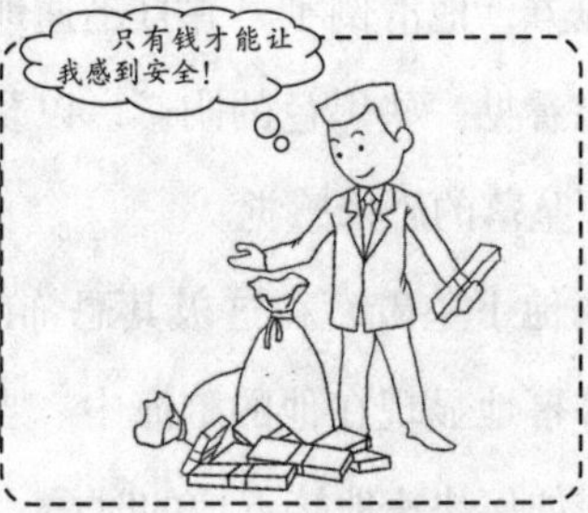

2. 客观依赖。

客观依赖，是指内心需要依赖客观的条件和物质，包括食物、毒品、金钱等。

主观依赖和客观依赖同时存在，当主观上不再依赖时，客观依赖就不存在了。主观完全独立了，客观依赖就转变成一种支配。

里让别人替我们练习，我们是无法增强自己肌肉的力量的。**没有什么比依靠他人更能破坏独立自主的了。**如果你依靠他人，你将永远坚强不起来，也不会有独创力。要么抛开身边的“拐杖”独立自主，要么埋葬雄心壮志，一辈子老老实实做个普通人。

一个登山者，一心一意想登上世界第一高峰。

在经过多年的准备之后，他开始了新的旅程。但是，由于他希望完全由自己独得全部的荣耀，所以他决定独自出发。他开始向上攀爬，时间已经有些晚了，然而，他非但没有停下来准备露营的帐篷，反而继续向上攀登，直到四周变得非常黑暗。即使如此，这位登山者仍然坚持不懈地向上攀爬着，就在离山顶只剩下几米的地方，他滑倒了，并且迅速地跌了下去。跌落的过程中，他仅仅能看见一些黑色的阴影，以及一种因为被地心引力吸引而快速向下坠落的恐怖感觉。

他下坠着，在这极其恐怖的时刻，他的一生，不论好与坏，一幕幕地显现在他的脑海中。当他一心一意地想着，此刻死亡是正在如何快速地接近他的时候，突然间，他感到系在腰间的绳子，重重地拉住了他。他整个人被吊在半空中……而那根绳子是唯一拉住他的东西。

在这种上不着天、下不着地、求助无门的境况中，他一点办法也没有，只好大声呼叫：“上帝啊！救救我！”

突然间，从天上有个低沉的声音回答他说：“你要我做什么？”

“上帝！救救我！”

“你真的相信我可以救你吗？”

“我当然相信！”

“那就把系在你腰间的绳子割断。”在短暂的寂静之后，登山者决定继续全力抓住那根救命的绳子。

第二天，搜救队找到了他的遗体，已经冻得僵硬，他的尸体挂在一根绳子上。他的手也紧紧地抓着那根绳子……在距离地面仅仅一米的地方。

新生命的诞生是从剪断脐带开始的，生命所受到的最大束缚就来自它对“绳子”的依赖性，人类注定只有靠自己才能获得自由，“你的命运掌握在你自己的手里”。

“在这个世界上最坚强的人是孤独的、只靠自己站着的人。”这是挪威戏剧家易卜生对于人所作出的一个断言。穿越世纪的风尘，这句话依然掷地有声，因为它揭示了一个亘古不变的真理：**你的命运掌握在你自己的手里，你就是主宰一切的上帝。**

▷ 拖延是一种错误的生活

“明天，明天，还有明天”，很多人总是在这样的自我安慰中度过一个又一个今天，殊不知，时间滔滔不息地奔赴终点，当你把今天应该完成的事拖到明天去做时，这个“明天”就足以把你送进坟墓了。

深夜，一个危重病人到了他生命中的最后一分钟，死神如期来到了他的身边。在此之前，死神的形象在他脑海中几次闪过。他对死神说：“再给我一分钟好吗？”死神回答：“你要一分钟干什么？”他说：“我想利用这一分钟看一看天，看一看地。我想利用这一分钟想一想我的朋友和我的亲人。如果运气好的话，我还可以看到一朵绽开的花。”

死神说：“你的想法不错，但我不能答应。上帝早已留了足够时间让你去欣赏，你却没有像现在这样去珍惜，你看一下这份账单：在 60 年的生命中，你有 1/3 的时间在睡觉；剩下的 40 年里你经常拖延时间；曾经感叹时间太慢的次数达到了 10000，平均每天 8 次。上学时，你拖延完成家庭作业；成人后，你抽烟、喝酒、看电视，虚掷光阴。

“我把你的时间明细账罗列如下：做事拖延的时间从青年到老年共耗去了 36500 小时，折合 1520 天。做事有头无尾、马马虎虎，使得事情不断要重做，浪费了大约 300 多天。因为无所事事，你经常发呆；你经常埋怨、责怪别人，找借口、找理由、推卸责任；你利用工作时间和同事聊天，把工作丢到了一旁毫无顾忌；工作时间呼呼大睡，你还和无聊的人煲电话粥；你参加了无数次无所用心、懒散昏睡的会议，这使你睡眠远远超出了 20 年；你也组织了许多类似的无聊会议，使更多的人和你一样睡眠超标；还有……”

说到这里，这个危重病人就断了气。死神叹了口气说：“如果你活着的时候能节约一分钟的话，你就能听完我给你记下的账单了。哎，真可惜，世人怎么都是这样，还等不到我动手就后悔死了。”

每个人的生命都是有限的，当拖延成为你的习惯时，死神也

◇ 为什么很多人喜欢拖延 ◇

拖延，往往有 1/3 的原因是自我欺骗，另外 2/3 是逃避现实。之所以坚持拖延行为，还因为你自己从其中得到了一些“好处”：

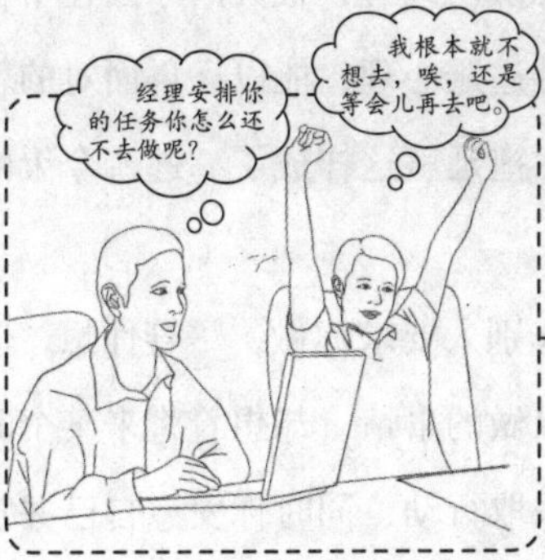

通过拖延，显然可以暂时不去做那些令自己感到头疼的事，有些事情你害怕去做，有些事情你想做又害怕行动。

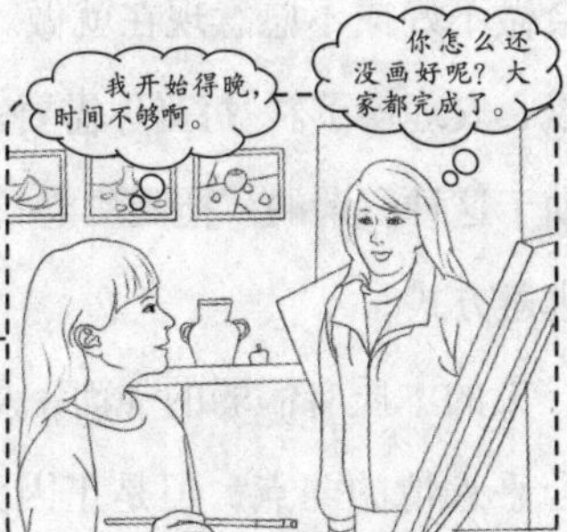

通过拖延时间，进行自我麻痹。比如让自己在最短的时间内完成工作，如果做得不好，可以说：“我时间不够！”

就这样，拖延成了用来逃避的通行证，遇到任何困难都不马上处理，任其耽误下去。最终，把人生拖延成了自己最不喜欢的样子。

就在不知不觉中来临了。你可以给自己时间，但生命却不会给你时间，正如诗人李商隐所吟诵的“人间桑海朝朝变，莫遣佳期更后期”。

人为什么会被“拖延”的恶魔所纠缠，很大的原因在于当认识到目标的艰巨时所采取的一种逃避心理，能以后再面对的就以后再面对，只要今天舒服就行，拖延就这样成了“逃避今天的法宝”。**逃避是弱者最明显的特征。**

有些事情你的确想做，绝非别人要求你做，尽管你想，但却总是在拖延。你不去做现在可以做的事情，却想着将来某个时间来做。这样你就可以避免马上采取行动，同时你安慰自己并没有真正放弃决心。你会跟自己说："我知道我要做这件事，可是我也许会做不好或不愿意现在就做。应该准备好再做，于是，我当然可以心安理得了。”每当你需要完成某项艰苦的工作时，你都可以求助于这种所谓的“拖延法宝”，这个法宝成了你最容易也是最好的逃避方式。

人的本质有懦弱的一面，从这一点上说，拖延和犹豫是人类最合乎人情的弱点，但是正因为它合乎人情，没有明显的危害，所以无形中耽误了许多事情，因此而引起的烦恼，实在比明显的罪恶还要厉害。你拖延得了一时，却拖延不过一世，今天你利用拖延这张证件避免了危险和失败，那明天呢？在你避免可能遭到失败的同时，你也失去了取得成功的机会。

▷ 慵懒是人性的劣根

在这个社会上，不论什么人要想做成一件事，都必须抵抗来自人性中慵懒的缺点，使外界的逼迫变为内心的自觉。

这是因为绝大多数的人都喜欢舒适，而舒适又是个极坏的东西，它是滋生慵懒的温床，腐朽、堕落等劣根大多因舒适而衍生。

城市附近有一个湖，湖面上总游着几只天鹅，许多人专程开车过来欣赏天鹅。

“天鹅是候鸟，冬天应该向南迁徙才对，为什么这几只天鹅却终年定居，甚至从未见它们飞翔呢？”渐渐地，有人这样问湖边垂钓的老人。

“那还不简单吗？只要我们不断地喂它们好吃的东西，等到它们长肥了，自然无法起飞，而不得不待下来了。”

圣若望大学门口的停车场，每日总看见成群的“灰鸟”在上空翱翔，只要发现人们丢弃的食物，就俯冲而下。

它们有着窄窄的翅膀、长长的嘴、带蹼的脚，原来这些“灰鸟”是海鸥，只因为城市的垃圾易得，而宁愿放弃属于自己的海洋，甘心做个“清道夫”。

湖上的天鹅，的确有着美妙之姿；场上的海鸥，也实在翱翔得十分优美，但是每当看到高空列队飞过的鸿雁，看到海面乘风破浪的鸥鸟，就会为前者感到悲哀，为它们的命运担忧。

鸟因惰性而改变习性，人也会因惰性而走向堕落。如果想战胜你的慵懒，勤劳是唯一的方法。

◇ 懒惰的表现形式 ◇

懒惰的表现形式多种多样，具体来说有以下几种：

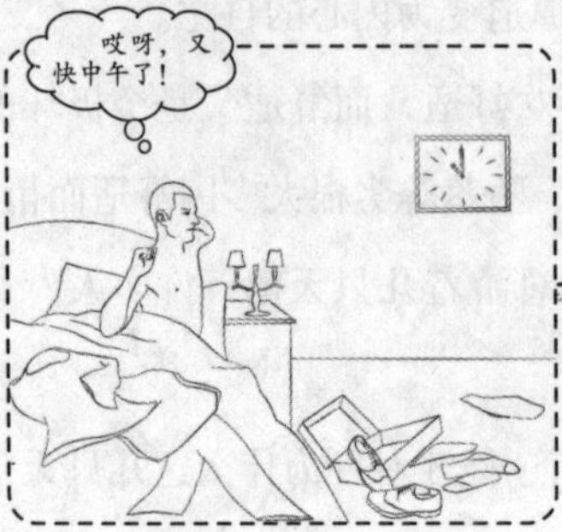

1. 日常生活及其起居极无秩序，无要求，不讲卫生。

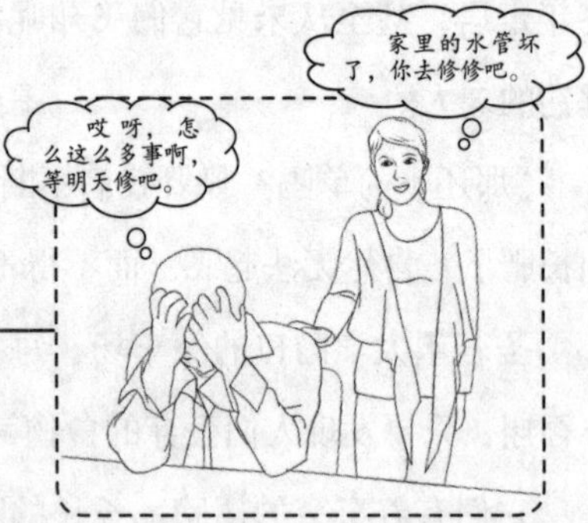

2. 没有时间观念，事情总是想着明天做。

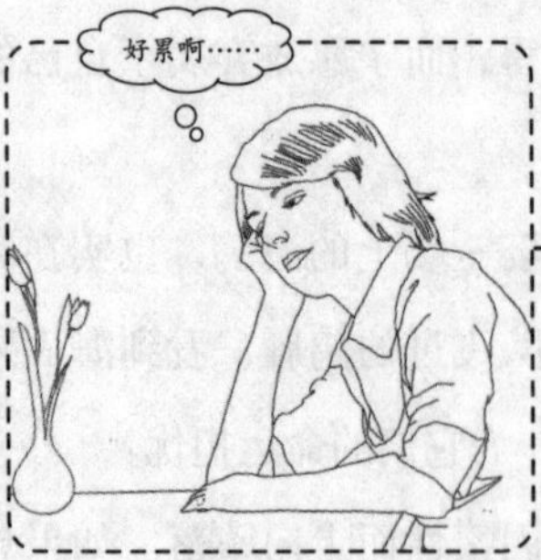

3. 明明没做什么事情却老是觉得身心疲惫，打不起精神。

有位妇人名叫雅克妮，现在她已是美国好几家公司的老板，分公司遍布美国27个州，雇用的工人达8万多。

她原本是一位极为懒惰的妇人，后来由于她的丈夫意外去世，家庭的全部负担都落在她一个人身上，而且还要抚养两个子女，在这样贫困的处境下，她被迫去工作赚钱。她每天把子女送去上学后，便利用余下的时间替别人整理家务。晚上，孩子们做功课时，她还要做一些杂务。这样，她懒惰的习性慢慢就被克服了。后来，她发现很多现代妇女都外出工作，无暇整理家务。于是她灵机一动，花了七美元买清洁用品，为有需要的家庭整理琐碎家务。这一工作需要自己付出很大的精力与辛苦。渐渐地，她把料理家务的工作变为一种技能，甚至麦当劳快餐店也找她代劳。雅克妮就这样夜以继日地工作，终于使订单滚滚而来。

慵懒是人的一种劣根性，为了做成某件事，必须与它抗衡，超越这种劣根性的钳制。但是这种抗衡和超越一般不是心甘情愿的，一开始总要由一些外力来强制，进而才能逐渐内化为恒定的精神和行为习惯。

一旦养成恒定的勤劳习惯，往往就会拥有一份稳定的愉快心情。因为它专注，意念与行为协调归一，所以恶劣的情绪便没有潜入的机会，更没有盘踞的空间。一个进入勤劳状态的人，心灵中就不会有长久驻足的慵懒。所以，**克服慵懒最直接、最有效的方法就是使自己忙碌起来。**

▷ 控制冲动，忍成大事

人都有感情，表达情绪也是无可厚非的，但是，如果不加控制地任意表达，就成了一时冲动的宣泄，而此时冲动者就成了一个最软弱、最容易被打败的人。

古罗马诗人奥维德说："忍耐和坚持虽然痛苦，但却能渐渐地为你带来好处。"的确，忍耐一下，三思而后行，冲动便消失得无影无踪。

从前有一个农夫，因为一件小事和邻居争吵起来，争论得面红耳赤，谁也不肯让谁。最后，农夫气呼呼地去找牧师，因为牧师是当地最有智慧、最公道的人，他肯定能断定谁是谁非。"牧师，您来帮我们评评理吧！我那邻居简直不可理喻！他竟然……"那个人怒气冲冲，一见到牧师就开始了他的抱怨和指责。但当他正要大肆讲述邻居的不是时，被牧师打断了。

牧师说："对不起，正巧我现在有事，麻烦你先回去，明天再说吧。"第二天一大早，农夫又愤愤不平地来了，不过，显然没有昨天那么生气了。"今天您一定要帮我评个是非对错，那个人简直是……"他又开始数落起邻居的不对来。

牧师不快不慢地说："你的怒气还没有消退，等你心平气和后再说吧！正好我昨天的事情还没有办完。"

接下来的几天，农夫没有再来找牧师。有一天牧师在前往布道的路上遇到了农夫，他正在地里忙碌着，心情也不错。

牧师问道："现在你还需要我来评理吗？"说完，微笑地看着农夫。农夫羞愧地笑了笑，说：“我已经心平气和了！现在想来那也不是什么大事，不值得生那么大的气，只是为您添麻烦了。”

牧师仍然心平气和地说：“这就对了，我不急于和你说这件事情就是想给你思考的时间让你消消气啊！记住：**任何时候都不要在气头上说话或行动。**”

很多时候怒气会自然消退，稍稍耐心等待一下，事情就会悄悄过去。

学会舒缓冲动，是高情商的一大表现。养身贵在戒怒，戒怒就是养怡身心，尽量做到不生气、少生气，思想开朗，心胸开阔，宽宏大量，宽厚待人，谦虚处世。这样不仅有益于身心健康，也利于提高自己的道德修养和思想水平，于人于己都会有益而无害。

一味地忍耐不能真正消除冲动的威胁，应该在怒气爆发之前利用自我的控制力，在内心将这种坏情绪转化到良性的轨道上来。

第五章

负能量断舍离

——你一生要避开的心灵陷阱

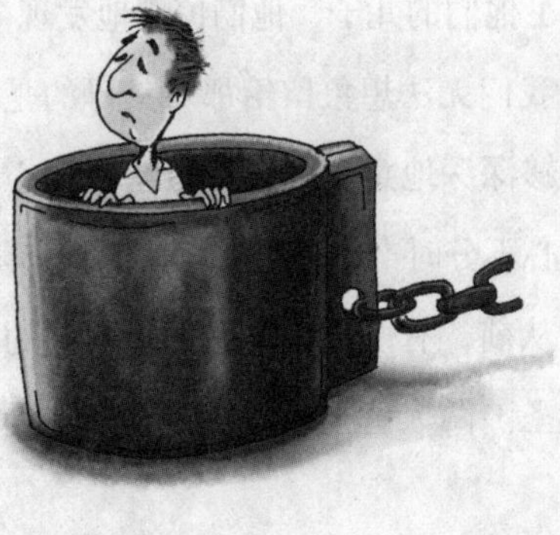

▷ 自私就是自毁

哲学家卢克莱修说："自私是人类的一种本性，高尚者和卑劣者的区别在于，前者能够克制这种本性而代之以无私的给予，后者则任其肆意横行。"

历史一再证明，自私的人是没有好的结局的，从某种意义来说，自私就是自毁，自私者到最后只能独自吞噬恶果。

一个美国士兵在越南战争中受伤，成了残疾人，他不知道父母还肯不肯接受自己，就先给家里打了一个电话："爸爸，妈妈，我要回家了。但是我有一个战友在战争中踩响了一个地雷，少了一条腿和一只手。他已无处可去，我希望他能和我们一起生活。"

"我们为他感到遗憾，孩子。不过他恐怕不能和我们住在一起，他会给我们造成很大的拖累，我们有我们的生活。"父亲的话没说完，儿子的电话就断了。几天后，父母接到警察局打来的电话，被告知他们的儿子跳楼自杀了。悲痛欲绝的父母在停尸房内认出了他们的儿子，他们惊愕地发现：儿子少了一条腿和一只手。

我们无法想象留给那对父母的是怎样的悔恨与悲哀，但我们却能够深深地意识到自私留给自己心灵以及生活的惨重戕害。自私之心不分时空，不分人群，它如影随形存在于我们的生活中。

从前，有两位很虔诚、很要好的教徒，决定一起到遥远的圣山朝圣。两人背上行囊，风尘仆仆地上路，誓言不达圣山朝拜，

◇ 自私的害处 ◇

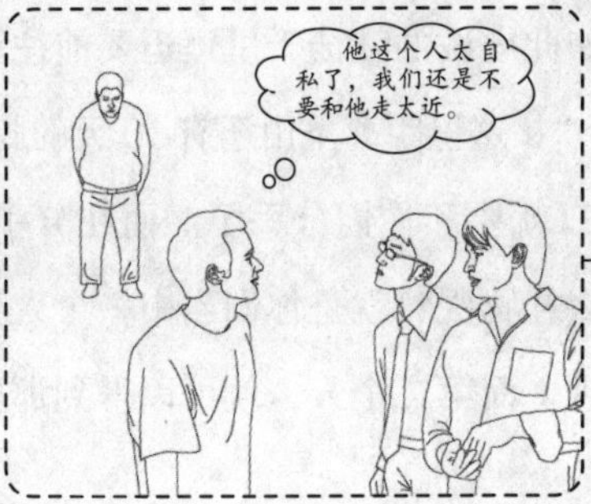

自私是一种极端利己的心理，自私的人不顾他人，只计较个人得失，这样的人最终会失去朋友。

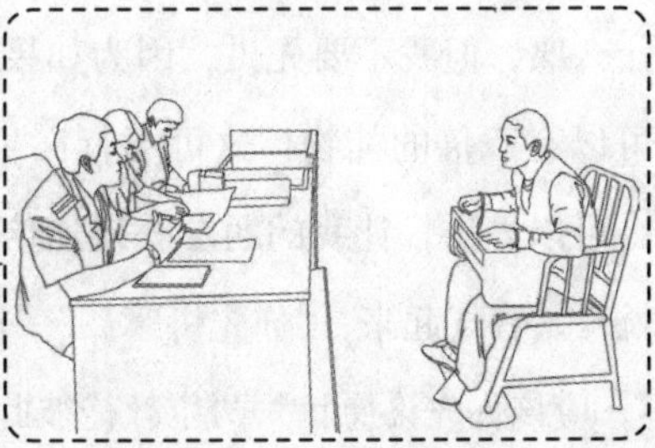

更有甚者会为私欲铤而走险，不顾及社会利益，最后受到法律的制裁。

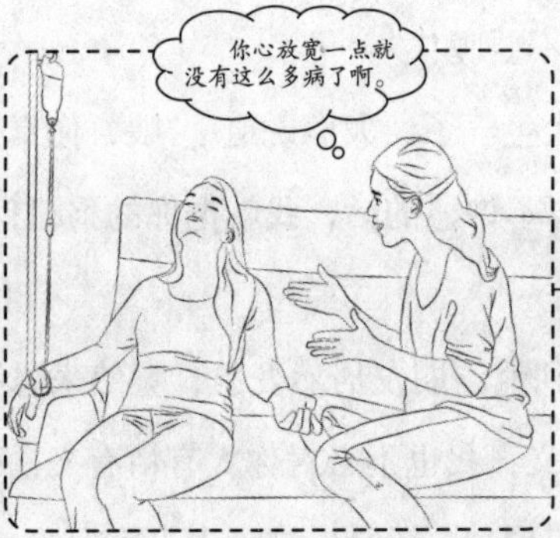

自私也是诱发贪婪、嫉妒、报复等病态心理的根源，危害人的身心健康。

绝不返家。

两位教徒走啊走，走了两个多星期之后，遇见一位白发年长的圣者。这圣者看到这两位如此虔诚的教徒千里迢迢要前往圣山朝圣，十分感动地告诉他们："从这里距离圣山还有10天的脚程，但是很遗憾，我在这十字路口就要和你们分手了。而在分手前，我要送给你们一个礼物！什么礼物呢？就是你们当中一个人先许愿，他的愿望一定会马上实现；而第二个人，就可以得到那愿望的两倍！"

此时，其中一教徒心里一想："这太棒了，我已经知道我想要许什么愿，但我不要先讲，因为如果我先许愿，我就吃亏了，他就可以有双倍的礼物！这可不行！"而另外一教徒也自忖："我怎么可以先讲，让我的朋友获得加倍的礼物呢？"于是，两位教徒就开始客气起来，"你先讲嘛！""你比较年长，你先许愿吧！""不，应该你先许愿！"两位教徒彼此推来推去。客套地推辞一番后，两人就开始不耐烦起来，气氛也变了："你干吗！你先讲啊！""为什么我先讲？我才不要呢！"

两人推到最后，其中一人生气了，大声说道："喂，你真是个不识相、不知好歹的人，你再不许愿的话，我就把你的狗腿打断，把你掐死！"

另外一人一听，没有想到他的朋友居然变脸，竟然来恐吓自己！于是想："你这么无情无义，我也不必对你太有情有义！我没办法得到的东西，你也休想得到！"于是，这个人干脆把心一横，狠心地说道："好，我先许愿！我希望——我的一只眼睛——瞎掉！"

很快地，这位教徒的一个眼睛马上瞎掉，而与他同行的好朋友，两个眼睛都立刻瞎掉了！

原本，这是一件十分美好的礼物，可以让两位好朋友共享，但是人的狭隘、自私，左右了心中的情绪，所以使得“祝福”变成“诅咒”，使“好友”变成“仇敌”，更是让原来可以“双赢”的事，变成两人瞎眼的“双输”！

同样的时间，不同的地段，自私仍在上演。

有两个重病人，同住在一家大医院的小病房里。房间很小，只有一扇窗子可以看见外面的世界。其中一个人，在他的治疗中，被允许在下午坐在床上一个小时（这时会有仪器从他的肺中抽取液体）。他的床靠着窗，但另外一个人终日都得平躺在床上。

每当下午睡在窗旁的那个人在那个小时内坐起的时候，他都会描绘窗外的景致给另一个人听。从窗口可以看到公园里的湖，湖内有鸭子和天鹅，孩子们在那儿撒面包片、放模型船，年轻的恋人在树下携手散步，在鲜花盛开、绿草如茵的地方人们玩球嬉戏，后头一排树顶上则是美丽的天空。

另一个人倾听着，享受着每一分钟。一个孩子差点跌到湖里，一个美丽的女孩穿着漂亮的夏装……他朋友的述说几乎使他感觉自己亲眼目睹了外面发生的一切。

然而，在一个天气晴朗的午后，他心想：“为什么睡在窗边的人可以独享看外头的权利呢？为什么我没有这样的机会？”他觉得不是滋味，他越这么想，就越想换位子。他一定得换才行！有天夜里他正盯着天花板瞧的时候，另一个人忽然惊醒了，拼命地咳嗽，一直想用手按铃叫护士来，可这个人只是旁观而没有帮忙。第二天早上，等护士来的时候那人已经死了，他的尸体也很快被抬走了。

过了一段时间后，这人便要求换到靠窗户的那张床上。等他用手肘撑起自己，吃力地向窗外望去时，窗外只有一堵空白的墙……

自私，让他失去了一个伙伴，自私让他再也无法领略那如画的风景，自私让他的人生之路越走越狭隘！自私，只会让我们步入生命的死谷，在人性阴暗的“无间道”中经受着炼狱般的痛苦与煎熬，永远得不到阳光与雨露的滋润……

▷ 盲目自负让你失去太多

许多人总是把盲目自负当成激励自己继续努力和赖以为生的精神动力，事实上，这是一种精神与心灵上的盲目。

比尔·盖茨曾说：“如果我们有了一点成功便觉得了不起，这是不可取的行为。但当我们为自己的成功自鸣得意时，有一个人来教训我们一番，那么，我们就可以称之幸运了。”

肖恩是一个刚刚毕业的大学生，不但面貌英俊，而且热情开朗。他决定找一份与人交往的工作，以发挥自己的长处。很快，他就得到一个好机会—— 一家五星级宾馆正在招聘前台工作人员。

肖恩决定去试试，于是第二天清早就去了那家宾馆。主持面试的经理接待了他。看得出来，经理对肖恩俊朗的外表和富有感染力的热情相当满意。他拿定主意，只要肖恩符合这项工作的几个关键指标的要求，他就留下这个小伙子。

他让肖恩坐在自己对面，并且开门见山地说："我们宾馆经常接待外宾，所有前台人员必须会说四国语言，这一指标你能达到吗？"

"我大学学的是外语，精通法语、德语、日语和阿拉伯语。我的外语成绩是相当优秀的，有时我提出的问题，教授们都支支吾吾答不上来。"肖恩回答说。而事实上，肖恩的外语成绩并不突出，他是为了获取经理的信赖，在标榜自己。但显然，他低估了经理的智商。事实上，在肖恩提交自己的求职简历时，公司已经收集了有关的详细信息，其中包括肖恩的大学成绩单。

听了肖恩的回答，经理笑了一下，但显然不是赏识的笑容。接着他又问道："做一名合格的前台人员，需要多方面的知识和能力，你……"经理的话还没说完，肖恩就抢先说："我想我是不成问题的。我的接受能力和反应能力在我所认识的人中是最快的，做前台绝对会很出色的。"

听完他的回答，经理站了起来，严肃地对他说："对于你今天的表现，我感到很遗憾，因为你没能实事求是地说明自己的能力。你的外语成绩并不优秀，平均成绩只有 70 分，而且法语还连续两个学期不及格；你的反应能力也很平庸，几次班上的活动你都险些出丑。年轻人，在你想要夸夸其谈时，最好给自己一个警告。因为每夸夸其谈一次，诚实和谦逊都要被减去 10 分。"

在我们的生活中，像肖恩这样的人并不少见。很多人只知吹嘘自己曾经取得的辉煌，夸耀自己的能力学识，以为这样可以博得别人的好感和赞扬，赢得别人的信任，但事实上，他们越吹嘘自己，越会被人讨厌；越夸耀自己的能力，越受人怀疑。

谦逊基于力量，自负基于无能。夸耀自己和自我表扬并不会为我们赢得好的机会，只会断送我们的前程。因为一个喜欢标榜自己的人，往往会失去朋友——没有人喜欢和一个自我表扬的人在一起，失去别人的信任——别人不但对你的能力产生怀疑，更严重的是你的品德和灵魂也会遭人批评。无疑，一个没有好人缘、不可信的人是永远也不会与成功邂逅的。

作家契诃夫曾说："人应该谦虚，不要让自己的名字像水塘上的气泡那样一闪就过去了。"如果你认为自己拥有广博的知识、高超的技能、卓越的智慧，但如果没有谦虚镶边的话，你就不可能取得灿烂夺目的成就。你要永远记住："伟人多谦逊，小人多骄傲。太阳穿一件朴素的光衣，白云却披了灿烂的裙裾。"

▷ 羞怯为精神作茧

羞怯是一种难以描绘的情感屏障，是人人都能触及的精神茧壳。而人往往在这种心理的网罗下作茧自缚，所以，要破茧成蝶，就要打开束缚，勇敢地面对生活。

"真的，我本应该非常快乐，"一位女孩对心理医生这样说道，"但是，我却并不快乐。一种可怕的害羞使我每次发现他人看着我的时候都会羞红了脸。我该怎样做呢？”

马克·吐温说，人类有时也需要羞怯一点。可是，人们却不应该在正常行事的过程中羞怯，但同时也不应该过于开放。

萧伯纳在年轻的时候非常害羞，有一次，他要去一家店里付账，可他却在街上走来走去，也没有勇气去敲门。

今天，人们可以对萧伯纳做出很多种评价，但是没有人会说他害羞。他之所以喜欢做惊人之举，从心理学的角度上讲，是为了弥补自己的害羞。

在美国有 40% 的成年人有羞怯表情，在日本 60% 的人为自己害羞，在中国则几乎所有的人都有羞怯的时候，连宋代大诗人苏轼也曾有过“归来羞涩对妻子”的尴尬场面。心理学家认为，羞怯心理并不都是消极的，适度的羞怯心理是维护人们自尊自重的重要条件。有人调查表明，羞怯的人能体谅人，比较可靠，容易成为知心朋友；他们对爱情比较忠诚。女性适度的羞怯，可以使之更显得温柔和富有魅力。当然，这里讲的是“适度”，如过于羞怯，那就有了心理障碍。

我们如何才能控制自己害羞的情绪呢？答案就是：不要再思前想后了，下定决心，勇敢地着手做自己原来不敢做的事情。

当然，最初这样做是很困难的，但是，如果我们能够勇敢地面对我们感到害羞的事情，我们就可以控制它。

▷ 暴怒最终伤害的是自己

生活中，总有忙碌而重复的事情要做，面对没有变化的生活和工作环境，人难免烦躁，从而脾气随着变坏。然而，一次、两次的爆发后，如果你还不加以克制，那么演变下来，就会养成暴躁的习惯。我们并非生活在真空，因而人生总会有阻力，有逆风，如果遇到不如意的事情就如爆竹一样炸裂，那么恐怕受伤的不仅仅是我们的身体，还有前程。

1943 年，巴顿将军在去战后医院探访时，发现一名士兵蹲在帐篷附近的一个箱子上，显然没有受伤，巴顿问他为什么住院，这名士兵回答说："我觉得我精神受不了了。"医生解释说他得了"急躁型中度精神病"，这是第三次住院了。巴顿听罢大怒，多少天积累起来的火气一下子发泄出来，他痛骂了那个士兵，用手套打他的脸，并大吼道："我绝不允许这样的胆小鬼躲藏在这里，他的行为已经损坏了我们的声誉！"说完气愤地离开……第二次来，又见一名未受伤的士兵住在医院里，他顿时变脸，问道："什么病？"士兵哆嗦着答道："我有精神病，我能感受到炮弹飞过，但听不到它爆炸（炸弹休克症）。"巴顿勃然大怒，骂道："你这个胆小鬼！"接着打了这名士兵一个耳光，"你是集团军的耻辱，你要马上回去参加战斗，但这太便宜你了，你应该被枪毙。"说着抽出手枪在他眼前晃动……很快巴顿的行为传到艾森豪威尔（时任欧洲战场美军司令）耳中，他说："看来巴顿的位置已经达到顶峰了……"狂躁易怒的性格，使本有前途的巴顿无法再进一步，面对有心理障碍的士兵，不是认真了解情况，加以鼓励，而是大打出手，完全失去了一个指挥官应有的风度修养，破坏了自己在人们心目中的形象，因此失去了更上一步的机会，为其“遗憾”之余，不禁想起了一句话：性格决定命运。

有这样一位妈妈，她根本不能控制自己的脾气。每当孩子们淘气时，她总是大发脾气。可是，她越是发脾气，孩子们就越淘气。她惩罚他们，把他们关在屋里，大声叫骂，激怒不已。这位妈妈带孩子，就如同带兵打仗一样。她每天重复着大声叫骂，一天天下来，就犹如从战场归来，累得筋疲力尽。

愤怒就是这样捉弄人。孩子们知道淘气妈妈会骂、会惩罚，然而只要妈妈还在骂，他们就继续着他们的淘气。要知道愤怒根本不能改变别人，只能使别人更想控制动怒的人。如果要孩子们说出他们为什么要淘气，他们或许会这样告诉你：“不管我们做什么，哪怕说一句不好的话，做一点点错事，就可以让妈妈气得发昏。就会在屋里给关一会儿，那是无所谓的，因为一会儿我们又自由了，而且又要挨骂了，骂过之后就好了。我们以这么低的代价就在感情上完全控制了她！既然我们对妈妈能施加很小影响，我们应该多这样逗逗她，看看她会气成什么样。”

我们暂且不管妈妈与孩子谁是谁非，但我们可以看出，在生活中，不管对什么人暴怒，它只能使对方自行其是。而暴躁脾气的人只能独自忍受因暴躁留给自己的伤害。

第六章

读懂“人心”，才能搞定“人际”

——用心理学建立完美人际关系

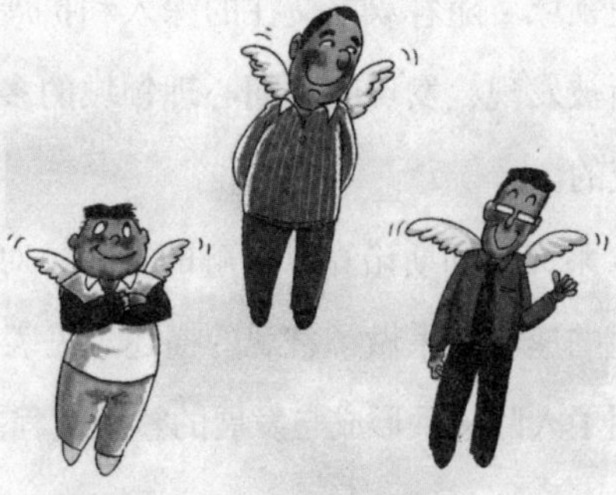

▷ 人际关系的形成与发展

人际关系是指人与人在相互交往过程中形成的心理关系。没有人际交往，也就无所谓人际关系。人际关系建立后，也需要通过不断的交往加以巩固和发展。

良好人际关系的建立，要经过一个从表面接触到亲密融合的发展过程。进行交往之前，两个人彼此并没有意识到对方的存在，这时候双方关系处于零接触状态。此时双方是完全无关的，谈不上任何个人意义的情感联系。只有一方开始注意到对方，或双方相互注意时，人们之间的相互交往才开始，彼此之间都获得了初步印象，不过这种状态还没有情感的卷入。因为双方还没有进行直接的语言沟通，彼此之间只能算是旁观者。表面接触才是人际沟通的真正开始，从双方开始直接交谈的那一刻起，彼此就产生了直接接触。当然，这种接触是表面的，彼此之间还没有共同的心理领域。随着双方交往的深入和扩展，双方共同的心理领域也逐渐被发现，发现的共同心理领域的多少与情感融合的程度是相适应的。

莱文格和斯诺克以图解的方式，对人际关系相互作用水平随时间的递增关系做了直观的描述（见表1）。这个图解比较形象地说明了人际关系形成与发展的整个过程。

表1　人际关系相互作用水平

问题	人际关系状态	相互作用水平
○　　○	零接触	低
○　　○	单向注意阶段	↓
○　　○	双向注意阶段	↓
○○	表面接触阶段	↓
	轻度卷入	↓
	中度卷入	↓
	深度卷入	高

1. 零接触

在日常生活中，我们每天遇到许多人，但一般对旁人并不关注，即使面对面站着，过后也忘记了。两个人之间是彼此陌生的，互不相识，甚至没有意识到对方存在，这时，双方关系处于零接触状态。双方是完全无关的，谈不上任何个人意义的情感联系，不会建立起某种人际关系。

2. 注意阶段

注意阶段是人际关系的准备阶段，也是人际关系发展的必经阶段。一方受对方吸引，开始注意到对方的存在，或双方彼此产生相互注意。人与人相互作用开始，一方开始形成对另一方的初步印象，或彼此都获得了对对方的印象。注意阶段有时是非常短暂的，产生注意的原因也许是非常偶然的，但它是良好人际关系的开端，也可能由于种种原因而未发生实际交往，最终也没有建立关系。

3. 表面接触阶段

这是人际关系建立的初级阶段，从交往双方开始直接谈话的那刻起，双方就产生了直接接触。最初的直接接触是表面的，彼此之间几乎没有情感卷入。但表面接触阶段在人际关系的发展上非常重要，因为第一印象、晕轮效应等都是在这一阶段形成的。在表面接触时，充当彼此间媒介物的，可能是学校的课业、职务上的应对、商务上的交易等。在现实生活中有很多人际交往就只停留在表面接触阶段，例如很多人同事多年，彼此之间交往泛泛，他们之间的关系就是停留在这一阶段。

4. 轻度卷入

随着沟通的深入和扩展，双方共同的心理领域也逐渐被发现。发现的共同心理领域的多少与情感融合的程度是相适应的。按照情感融合的相对程度，将人际关系分为轻度、中度、深度卷入三种。轻度卷入的人际关系，交往双方所发现的共同心理领域较小，双方的心理世界只有一小部分重合，也仅仅在这一范围内，双方的情感是融合的。

5. 中度卷入

中度卷入的人际关系，交往双方已发现较大的共同心理领域，同样，双方的心理世界也有较大的重合，彼此的情感融合范围也相应较大。

◇ 人际关系恶化的过程 ◇

朱迪·C. 皮尔逊在《如何交际》一书中，提出了人际关系的恶化过程（见下图），对我们更好地理解人际关系的负向发展有所启示。

图解	人际关系状态	相互作用水平
←○ ○→	漠视	低
←○ ○→	冷淡	↓
←○ ○→	疏远	↓
○ ○	分离	高

一般说来，人际关系的恶化是由于人际冲突、人际内耗和人际侵犯的结果，根据这种冲突和内耗的性质和程度，可以把人际关系的恶化过程划分为漠视、冷淡、疏远、分离四个阶段。

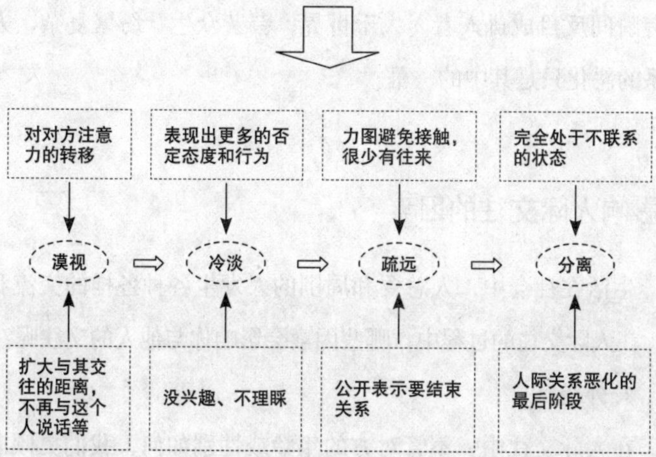

6. 深度卷入

在深度卷入下，双方已发现的共同心理领域大于相异的心理领域，彼此的心理世界高度（但不是完全）重合，情感融合的范围也覆盖了大多数的生活内容。一般来说，只有极少数人能够达到这种人际关系深度。

人际关系双方心理世界完全重合的情况是不存在的。无论人们的关系多么密切，情感多么融洽，也无论人们主观上怎样感受彼此之间的完全拥有，关系的卷入者都不可能在心理上取得完全一致。两个人是两个世界、两个理解的基点，两种情感、两种利益的基点。

如前所述，人际关系的发展过程同样包含着负向发展，即人际关系的恶化。从日常生活中我们发现，人有一见如故成知己者，也有瞬间反目成仇人者。大千世界，芸芸众生，纷繁复杂，人际关系的恶化只是其中的一幕。

▷ 影响人际交往的因素

生活在社会中，人总要和周围的人发生各种各样的交流和联系，在人际交往的过程中，哪些因素会影响你与他人的交往呢?

1. 外貌

在人际交往中，不管对方的年龄或性别如何，我们更倾向于喜欢外貌有吸引力的人，而且我们对于他们行为的评定也不同。与没有吸引力的人的行为相比，我们常常对有吸引力的人的行为更为喜欢，也期望他们会做出更好的行为。

然而，随着人际交往的不断深入，外貌的作用会不断减弱。人们更注重道德品质方面的特征，假如一个人道德品质低下，人们或许会更加厌恶其漂亮的外貌。特别是当恶劣行为与其外貌有关时，这种情况更加明显。但外貌与喜欢之间的关系也是复杂的，美丽的外貌也并不是在任何条件下都能导致喜欢，在美貌与喜欢之间还常常有其他变量在起作用。

2. 能力

一个人的能力大小与使他人喜欢程度的高低有密切关系。一般来说，在其他条件相当时，一个人越有能力就越受人喜欢。但是，能力与喜欢并不永远成正比。社会心理学家阿伦森等人的实验揭示了能力与吸引之间的关系。实验中让每一组试听同一个录音，了解四种不同能力条件的人：能力超凡的人，能力超凡但是犯了错误的人，能力平庸的人，能力平庸而又犯了错误的人。结果发现，最受人喜欢的并不是能力超凡的人，而是有着超凡的能力但也犯了错误的人，对仅仅是具有超凡能力的人的喜欢处在第二位，第三位是能力一般的人，最不受喜欢的当然是能力平庸而又犯了错误的人。犯错误导致了人们对于有能力的人的更加喜欢，这叫作“犯错误效应”。这或许是人们感到犯了错误的有能力的人，比起那些十全十美、白璧无瑕的人更加亲近。因为这种人是可望也可及的，而不像那些真人圣贤，只可望而不可及，只好多敬仰而少喜欢，或者是敬而远之。另外，在十全十美、能力非凡的人面前，或许会使自己感到自惭形秽，降低了自我形象，所以人们

◇ 为什么漂亮的人更受欢迎 ◇

外貌在人际交往中的作用是非常重要的。一般来说，人们更加喜欢那些外貌漂亮的人。为什么漂亮的人受人喜欢呢？

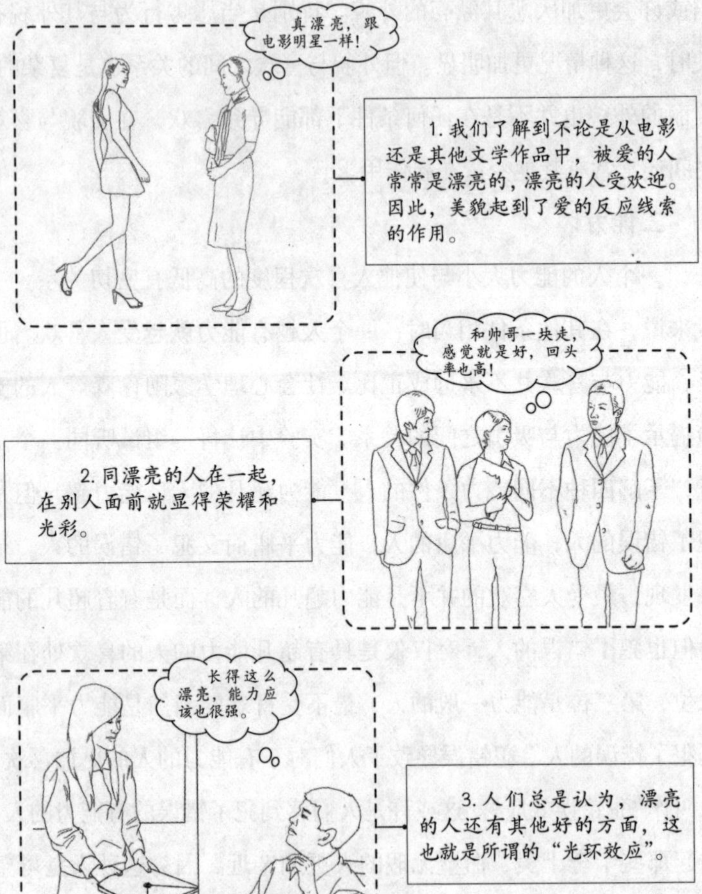

并不十分喜欢这种十全十美的“超人”。

另外的一些研究表明，男性更喜欢犯了错误的能力超凡的男人，女性往往喜欢没有犯过错误的能力超凡的人，而不考虑此人是男性还是女性。还有，“犯错误效应”与自尊心有着某种联系，有着中等自尊心的男性更喜欢犯过错误的有能力的人，而自尊心低的男性则更加喜欢没有犯过错误的能力超凡的人。

3. 个性品质

一般，我们总是愿意与具有优良品质的人进行交往，与他们交往使我们具有安全感，同时可以得到适当甚至优渥的回报。具有良好个性特征的人的吸引力也是持久、稳定和深刻的。在其他方面一样的情况下，我们更愿意和诚实、正直、乐于助人、友好和善的人交往。心理学家安德森进行的研究表明，得到人们评价最高的品质是真诚、诚实、理解、忠诚等，而评价最低的是说谎、虚伪、作假、邪恶、冷酷等。西方心理学家认为，待人热情是决定喜欢的一个特别重要的品质。心理学家福尔克斯等人进行的一系列实验证明了这样一种结论，即“**喜欢别人的人最受别人的喜欢**”。他们要求被试者阅读调查报告和听一些谈话，然后评价列在长长单子上的问题。这种谈话或调查报告的主人被有意设计成喜欢别人或不喜欢别人的人。他们的解释是，当材料中的主人喜欢一些人的时候，人们对他们持积极、肯定的态度，并且赞美和称颂他们，而不是轻视、厌恶或者说他们的坏话，于是来自积极的肯定评价就会激起人们的热情，热情容易导致吸引。

个性品质对人们交往的影响与前面提到的外貌的吸引并不

◇ 别人是自己的一面镜子 ◇

研究表明，人际交往中的喜欢与厌恶，接近与疏远是相互的。在一般情况下，喜欢我们的人，我们才会喜欢他们；愿意接近我们的人，我们才愿意去接近他们。他们而对于疏远我们、厌恶我们的人，我们的反应也是相应的，对他们也会疏远和厌恶。

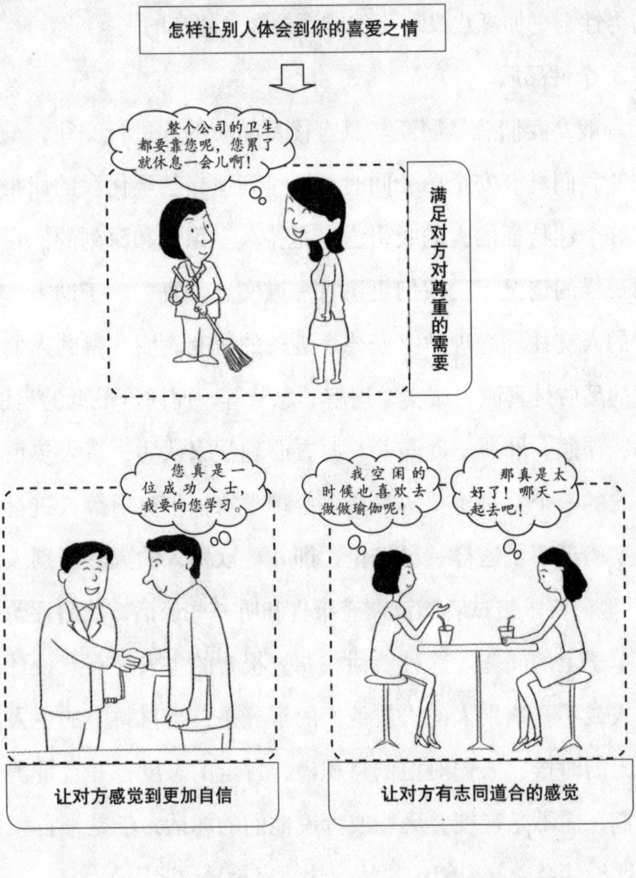

矛盾，外貌的因素主要是在交往的初期具有强烈的影响。随着交往时间的延长，吸引力的决定因素将从外在的仪表逐渐转为人们内在的个性品质。平时我们经常说外表美是一时的，而心灵美才是长期的，实际上这里的心灵美有一部分内容就是指人们的个性品质。

4. 情感因素

人际交往中的情感因素，是指交往双方相互之间在情绪上的好恶程度、情绪的敏感性、对交往现状的满意程度以及对他人、对自我成功感的评价态度等。

人际交往中的情感表现应该适时适度，随客观情况的变化而变化。不良情感反应会影响交往。比如，交往中反应冷漠，对常人可因之而喜怒哀乐的事情无动于衷，会被他人认为麻木、无情、不宜交往；情感反应过于强烈，不分场合和对象地恣意纵情，会被他人认为轻浮不实；而情感不够稳定、变化无常，也会让人觉得不宜交往。

5. 行为举止

行为举止，包括交往的举止、气度、表情、手势以及言语等所能测定与记载的一切量值。适度、优雅的交往举止，会给人留下好的印象，有效改善人际关系。行为举止的决定因素是交往心理，当然，培养锻炼也是很重要的。

▷ 人际交往中常见的不良心理

人际交往是人类的基本需求之一，是人们社会生活的重要内容之一。各种不同层次需求的满足、自我的发展、心理的调适、信息的沟通、人际关系的协调，等等，都离不开人际交往。每个人都希望通过交往建立起和睦的家庭关系、亲属关系、邻里关系、朋友关系、同事关系……

可是，在实际的交往过程中，不会人人如愿，总是或多或少地存在着一些不尽如人意之处。研究表明，那些具有良好人际关系的人一般具有坦诚、乐观、幽默、有活力、聪明、有个性、独立性强、能为他人着想等心理特点，而那些不太受人欢迎的人具有以下心理特点：自私、自负、虚伪、自卑、斤斤计较、猜疑、依赖、羞怯、固执、没有个性，等等。大家不妨对照一下自己，扬长避短，利于建立良好的人际关系。

1. 自傲心理

在人际交往中，有人处处唯我独尊，"老子天下第一"，趾高气扬，轻视别人，甚至贬低别人、嘲笑别人，听不进别人的意见。这种心理对于交际危害很大，这些人也很难与别人相处。

自傲的根源是错误的自我评价。当然，与其成长环境也密切相关。

克服自傲心理，首先要学会尊重别人、善于发现别人的优点，以利于对自己做出客观评价。另外，学会严于律己、宽以待人。

◇ 自傲心理的表现 ◇

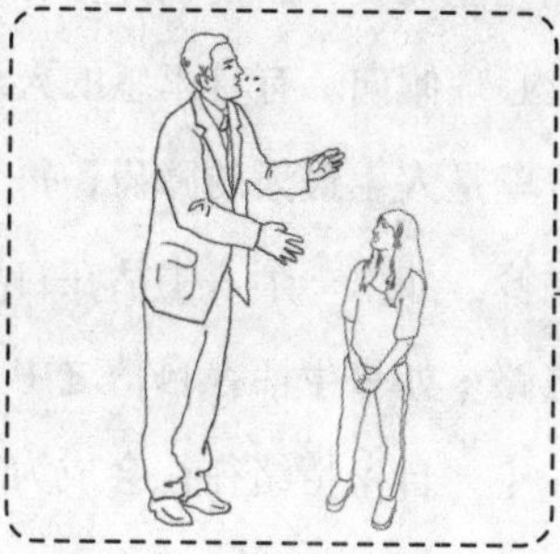

自傲的人喜欢过高地估计自己，只关心自己的需要，强调自己的感受。他们在交往中通常表现为妄自尊大、自吹自擂、盛气凌人。

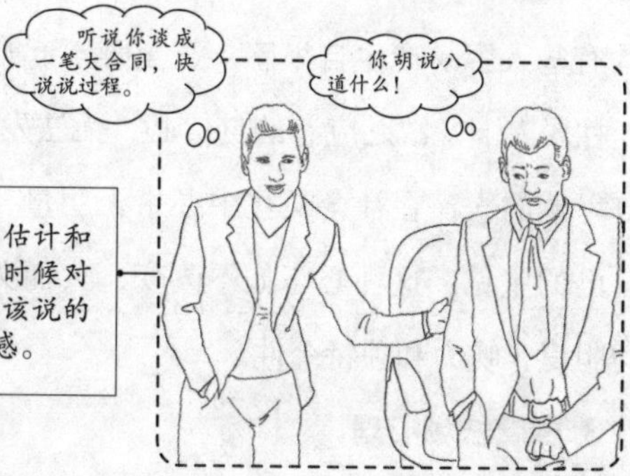

他们还容易过高估计和他人的亲密程度，有时候对人过于亲昵，说些不该说的话，会引起他人的反感。

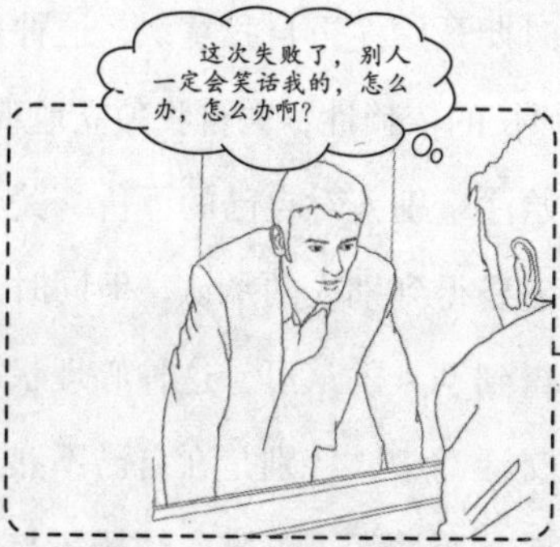

自傲的人一旦遭受挫折，往往会变成自卑者。

2. 自卑心理

自卑是指自我评价偏低、自愧无能而丧失自信，并伴有自怨自艾、悲观失望等情绪体验的消极心理倾向。有自卑感的人总是轻视自己，认为无法赶上别人。自卑是人生最大的障碍，每个人都必须成功跨越才能达到人生的巅峰。如果一个人生活在自卑之中，他就选择了一条痛苦的人生之路；如果生活在自信之中，他就学会了快乐地生活。在人际交往中，自卑情绪往往会成为相互沟通和了解的最大障碍。

有些人容易产生自卑感，甚至瞧不起自己，只知其短不知其长，甘居人下，缺乏应有的自信心，无法发挥自己的优势和特长。有自卑感的人，在社会交往中办事无胆量，习惯于随声附和，没有自己的主见。这种心态如不改变，久而久之，有可能逐渐磨损人的胆识、魄力和独特个性。

3. 腼腆怯场心理

心理学认为，人进入青年时期开始注重自我意识，这种自我意识的表现就是摆脱对父母、师长的依赖性，去自我独立地观察、分析、体验社会，与此同时开始注重别人对自己的评价，关心自我在别人心目中的形象。他们需要得到别人的承认，但同时又经常担心和怀疑自己的言行能否得到别人的认可，这种心理状态再加上缺乏临场经验，在一些社交活动中，特别是在自己不熟悉的环境中，就表现出不自然、腼腆甚至怯场。腼腆、怯场还与个人的性格气质有关，一般说来，属于内向型和抑郁型气质的人较多出现这种情况。

你去参加一个座谈会，这本是一个发表意见、影响别人、结识朋友的好机会。可是，一见到那么多的领导和专家名流，再一听人家的发言，你胆怯了："算了，不发言了，听别人的吧！"主持人突然提到你的名字，你丝毫没有精神准备，不得不断断续续地说上几句，最后连自己都认为"砸了锅"。

当球赛进行到紧张阶段时，教练和队员们也时常畏懦怯场，但他们常会想办法应对。**其中一个绝招就是用心去想"我的心情紧张，对方同我一样紧张，可能比我还紧张"。这样一想，自己反而会平静下来，沉着应战。**

你也可以将这种方法用于社会交往中。慢慢地，就会觉得在大庭广众之下发言是一种精神上的享受，是提高自身吸引力的法宝。

4. 猜疑心理

有猜疑心理的人，往往爱用不信任的眼光去审视对方和看待外界事物，每每看到别人议论什么，就认为人家是在讲自己的坏话。猜忌成癖的人，往往捕风捉影，节外生枝，说三道四，挑起事端，其结果只能是自寻烦恼，害人害己。

作家契诃夫写过一篇小说。一个名叫切尔维亚科夫的小公务员，在剧场看戏时打了一个喷嚏，正当他感到轻松惬意的时候，无意间发现前排有一个秃顶老人正用手绢擦头，定眼一看，那人竟是一位老将军。惊恐万状的切尔维亚科夫不断地向将军道歉，本不在意的将军因看戏被搅扰，很是不满。此后，切尔维亚科夫陷入了猜疑与恐惧的深渊。他三番五次登门向将军赔礼，惹得将军忍无可忍，最后大发雷霆，将他逐出家门。切尔维亚科夫吓丢了魂，回到家里躺在沙发上死去了。

切尔维亚科夫之死的直接原因，毋庸讳言，还在于他自己。他的捕风捉影、胡乱猜疑，给他带来了沉重的不可承受的心理负担。真是世上本无事，庸人自扰之。

疑心是人际交往中的一大阻碍，是一种不符合事实的主观想象。疑心还颇有点魔力，即你越向那个方向怀疑，就越会感到是那么一回事儿。事实上，它是引人离开理智的幽灵。

猜疑心理是一种由主观推理而对他人产生不信任感的复杂情绪体验。猜疑心理是人际关系的蛀虫，既损害正常的人际交往，又影响个人的身心健康。

5. 嫉妒心理

嫉妒也是交往中的一种病态心理。自从人类进入文明时代以来，嫉贤妒能这个怪物就从来没有灭绝，它不时地变换着面孔和姿态，坑害善良的人们，到处留下它的恶名。在圣洁的科学殿堂上，它如暴虐的风刀霜剑，摧残科学新苗，恣意扼杀人才。

一般的嫉妒不算什么大毛病，但若发展到恶性妒忌，就比较麻烦了。看到近旁的同事有了一点成就，得了一点名利，就眼红得要滴血。而自己苦于无计可施，又不能“取而代之”，便成天以阴暗的心理去窥伺别人，进而要弄种种“捣鬼”的小动作，搞得对方无法工作。

嫉妒还会导致悲剧发生。曾有这样一则轶闻：号称“鬼才”的中唐诗人李贺，才华横溢，写出了上千首诗。李贺有个表兄，对他的诗才十分妒忌，一天趁他不备把他的手抄本偷出来，“投诸河中”。因此，传世的《昌吉集》仅记下李贺后来追忆起来的240多首诗，约占其全部诗作的1/4。这是中国文学史上的一个悲剧。

嫉妒，最容易发生在年龄、性别、职务、能力、水平相近的人之间。嫉妒的表现行为，就是破坏和拆台，而破坏、拆台则会影响团结，损害友谊。所以，看到别人事业上有了进步，或在某些方面超过了自己，**请你不要嫉妒，最好的办法就是学习，学习别人的长处，增长自己的才干，通过自己的努力去超过他。**

6. 孤僻心理

孤僻心理是因缺乏与人交流而产生的孤单、寂寞的情绪体验。有这种心理的人，社交对他们来讲没有任何意义，而且乏味至极，他们从不愿与人交往，喜欢孤独。

有这种心理障碍的人，往往缺乏自我解剖的精神，不敢正视自己的弱点，相反，对别人的要求却极其严格，缺少宽容精神，别人稍有自己不喜欢的地方就从心里拒之千里，这在现代社交中是十分不利的。

7. 虚荣心理

在社交中有的人为了满足一时心理上的需要，弄虚作假、文过饰非，企图以各种伪装的方式来获得他人的重视。这种表现就是虚荣心理在作怪。其实，带有这种心理去社交是很不对的，它不会有助你社交上的成功。从某种意义上而言，虚荣是一种不成熟的心态，也是一种不自然的表现，看似能满足自己一时，但其有害的影响却很深远。

法国作家莫泊桑的小说《项链》是许多读者都非常熟悉的。

◇ 克服孤僻心理 ◇

在现代社会中欲成就一番事业，与人合作交往是必不可少的。因此，孤僻心理应加以克服。克服孤僻心理，关键要在思想上解决问题。

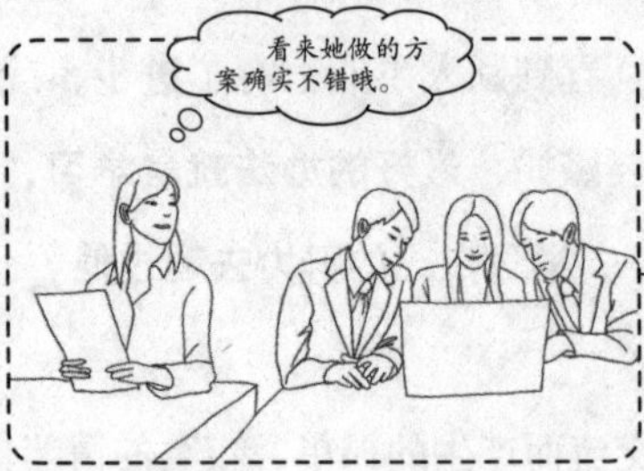

1. 要更多地看到自己的缺点和不足，更多地看到别人的优点和长处，以此产生强烈的交往愿望，形成交往的动力。

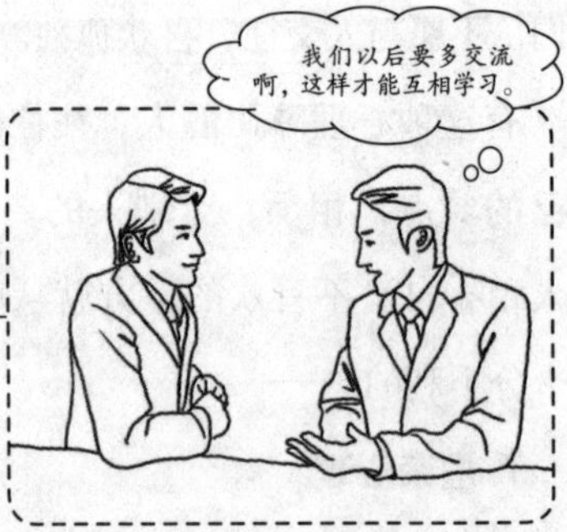

2. 择友标准不能太严，即使你自己确实在许多方面比你所要交往的对象强，但“三人行，必有我师”，你总有不如别人的地方。

以上两个方面做好了，孤僻心理就会得到克服。

小说中塑造的路瓦栽夫人的形象就是个爱慕虚荣的典型。路瓦栽夫人为了在舞会上大出风头而向朋友借了一条项链，结果不慎将项链丢失。为了赔偿，她节衣缩食，付出了10年的艰辛。路瓦栽夫人为了满足一时的虚荣，竟然付出了如此重大的代价，这个惨痛的教训难道还不能令我们警醒吗?

在虚荣心理的作怪下，人会出现互相攀比的情况，如穿着、家庭、相貌、收入，等等。当自己在某方面比别人优越时，就洋洋得意，看不起别人；当在某方面比别人差时，就自暴自弃，完全忽略了自身价值。为了掩饰自己的缺点费尽了心思，在交往中不把真面目拿来对待别人，这在社交中岂有不败之理。

世界上的每一个人都不是完美的，说不定在某方面就有缺点和不足之处，但这些不足和缺点并不能否定我们自身的总体价值，我们不必对它遮遮掩掩、耿耿于怀。用一颗坦荡的心来展示自我风采，这样在社交中才能立于不败之地。

8. 封闭心理

在社交中，要想交到更多的朋友，必须放开自己的心理，以宽容、广阔的心灵接纳别人，而封闭心理则是在社交中十分不利的一种心理。

所谓封闭，就是把自己的真实思想、情感、欲望掩盖起来，试图与世隔绝。封闭心理严重的人，对任何人不信任，怀有很深的戒备。在交往中或者少言寡语，或者不着边际，从不与人推心置腹，给人高深莫测、不可捉摸的印象，像个“黑洞”一样，让人不敢接近，也无法接近。一般情况下，封闭心理严重的人不易交到知心朋友。封闭心理，尤其在青年人当中是一个比较普遍存在的心理障碍。

克服封闭心理，必须更新观念，封闭心理的形成可能是受传统的自给自足的小农经济思想影响，因而不愿与人往来，必须改变这种观念。同时，要解除思想顾虑，不要怕公开了自己的思想或观点后，被别人轻视。一般情况下，向别人敞开心扉，人们更容易理解和接受你当前的行为，会更加和你亲近。

9. 排他心理

人类已有的知识、经验以及思维方式等，需要不断地更新，否则就会失去活力，甚至产生负效应。排他心理恰好忽视了这一点，它表现为抱残守缺，拒绝拓展思维，促使人们只在自我封闭的狭小空间内兜圈子。

10. 作戏心理

有的人把交朋友当作是逢场作戏，往往朝秦暮楚、见异思迁，且喜欢吹牛。这种人与人之间的交往方式只是在做表面文章，因而常常得不到真正的友谊和朋友。

11. 利用心理

有的人认为交朋友的目的就是互相利用，因此他们只结交对自己有用、能给自己带来好处的人，而且常常是过河拆桥。这种人际交往中的占便宜心理，会使自己的人格受到损害。

12. 自私心理

处处以自我为中心，只讲索取，不讲奉献。争名夺利，甚至损人利己。这种心理对于交际危害极大。它时时处处会伤害到别人，这种人永远也不会找到真正的朋友。

13. 逆反心理

有些人喜欢标新立异，总爱与别人抬杠。不管什么事情，不管对与错，别人说好他偏说坏，别人说一他偏说二。逆反心理容易使人产生反感和厌恶。

14. 固执心理

固执心理犯了僵化不前的错误。固执的人抱残守缺、拒绝变化，只在自我封闭的狭小空间内兜圈子，即使道理已经很明了，他也拒绝承认错误。这样会有几个人愿意与之交往呢？

15. 干涉心理

人人都需要一个自我心理空间，即使夫妻之间不也希望有一点自己的隐私吗？朋友更是如此。关系再好，也会有一个封闭的心理角落不让人打扰。可有的人，偏喜欢打听、传播他人的私事，还一厢情愿地“帮助”人家，实在是低俗和招人嫌的心理和举动。

16. 仇视心理

有些人总是以仇视的目光对待他人，对不如自己的人以不宽容表示仇视，对胜过自己的人以嫉妒表示仇视，对和自己不相上下的人以中伤表示仇视……仇视心理使周围的人没有安全感，自然不愿意与之交往。仇视心理往往来自童年的不幸遭遇。

▷ 人际交往中的一些技巧

人人都希望自己能在人际交往过程中游刃有余，都希望能拥有更多的朋友，能够与他人建立良好的人际关系。因此，在了解了人际交往的心理之后，掌握一些交际技巧对促进人际交往的发展是很有必要的，也是很重要的。

1. 观察他人的技巧

对别人进行外表观察和语言分析的目的是推断其个性特征和内心世界，进而选择自己与其交往的方式和决定交往的深度。人们在长期的生活实践和社会研究中发现了一些具有一定实用价值的观察技巧。

第一，通过“口头语”判断他人的个性。

人们在说话时经常自觉不自觉带出一些口头语，有些习惯性的口头语隐含着说话人某些方面的个性特征。如：

“这个”“那个”“嗯”，反映出小心谨慎的特征。

“不瞒你说”“老实说”“真的”，反映出有主见、办事注意实效的特征。

“没关系”“不要紧”，说明通情达理、开朗大方。

“我告诉你”“你听着”，说明傲慢无理，好为人师。

“基本上”，反映出小心谨慎、注意分寸的特征。

“不见得”，反映出自以为是的特点。

“其实”，反映出倔强自负的特点。

第二，通过“笑”推断他人的特征。

笑的方式有多种多样，心理学家戈恩宁认为笑的方式可以反映个人的特征。例如：

开怀大笑的人，坦率，热情，遇事决断迅速，但情感脆弱。

笑声干涩的人，冷漠，现实，能洞察别人肺腑。

笑中带泪的人，富有同情心，热爱生活，积极进取。

笑声尖锐的人，富有冒险精神，精力充沛，感情丰富，乐观而忠诚。

笑声低沉的人，多愁善感，易受别人左右，易与人相处。

笑声柔和平淡的人，性格厚重，深明事理，事事为人着想，善于处理人事纠纷。

“吃吃”而笑的人，严于律己，富有创造性，想象力丰富，有幽默感。

笑声多变不定的人，适应环境能力强。

第三，通过体态姿势推断他人的品质。

体态姿势是人们在日常生活中形成的具有明显含义的习惯性动作，又称为身体语言，它是我们窥视其内心的窗户。

医学博士洛温曾推论：头的姿势是性格和品质的客观表达，如脖子伸得长的人可能有傲气；脖子缩着的人也许有点呆滞；有偏着头听人讲话习惯的人往往是乐意关心他人而且富于同情心的人；有走路不断回头习惯的人，可能是安全感不足的人。

手和双臂代表的含义更为明显，如摆手表示制止或否定；手外推表示拒绝；双手外摊表示无可奈何；双臂外展表示阻拦；搔头皮或搔脖梗表示困惑；搓手或拽衣领表示紧张；拍脑袋表示自责；耸肩表示无可奈何。

◇ 通过身体语言观察谁是患难之交 ◇

你临时缺钱而向朋友借钱，你的朋友的反应是什么？通过他们的不同身体语言，你就可以知道谁是你的患难之交！

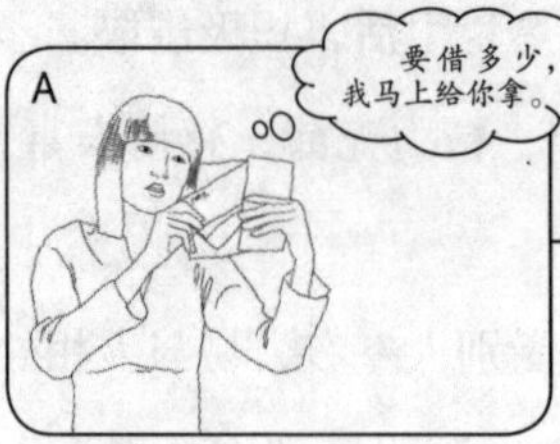

这种朋友对你来讲，可以说是个难得的患难之交。

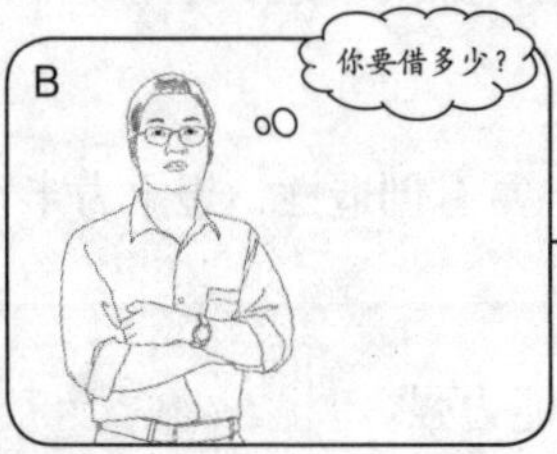

如果你看到这样的肢体语言，最好找别人借，不然就多说几句好话，或许成功的机会比较大。

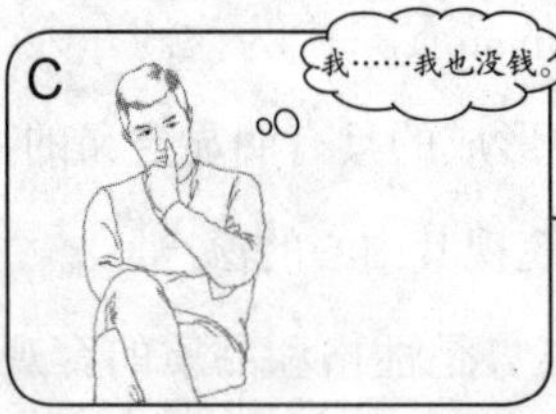

如果你看到对方有这样的举动，那就趁早打消念头吧！

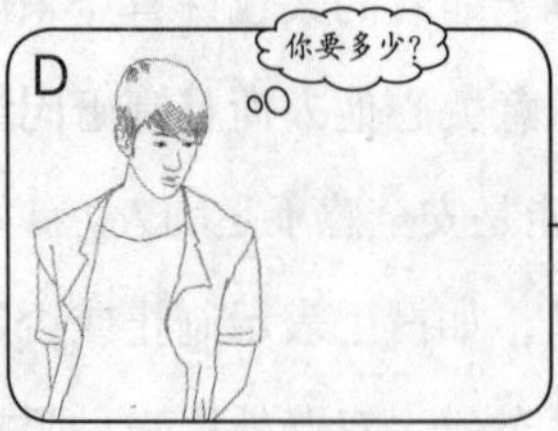

在讲话时会把双手藏在背后的人，很明显是不肯对你坦诚相待的意思。

2. 建立良好人际关系的技巧

第一，树立良好的第一印象。

第一印象在人际吸引中具有重要作用。人们会在初次交往的短短几分钟内形成对交往对象的一个总体印象，如果这个第一印象是良好的，那么人际吸引的强度就大；如果第一印象不是很好，则人际吸引的强度就小。在人际关系的建立与稳定的过程中，最初的印象同样会深刻地影响交往的深度。因此，在人际交往中成功地树立良好的第一印象是十分重要的。

第二，主动交往。

有一个丰富多彩的人际关系是每一个正常人的需要。可是，很多人的这个需要都没有得到满足。他们总是慨叹世界上缺少真情，缺少帮助，缺少爱，那种强烈的孤独感困扰着他们，折磨着他们。其实，很多人之所以缺少朋友，仅仅是因为他们在人际交往中总是采取消极的、被动的退缩方式，总是期待友谊和爱情从天而降。这样，使得他们虽然生活在一个人来人往的世界里，却仍然无法摆脱心灵上的孤寂。这些人，只做交往的响应者，不做交往的始动者。

我们知道，根据人际互动的原理，别人是没有理由无缘无故对我们感兴趣的。因此，如果想赢得别人，与别人建立良好的人际关系，摆脱孤独的折磨，就必须主动交往。

第三，移情。

所谓移情，就是指站在别人的立场上，设身处地为别人着想，用别人的眼睛来看这个世界，用别人的心来理解这个世界。积极地参与他人的思想感情，意识到“我也会有这样的时候”“我遇到这样的事情会怎么样”，这样才能实现与别人的情感交流。这种积极地参与别人思想、情感的能力是一个深刻的交际心态的转变，是一种真正的交际本领，他会把自己和他人拉得很近，并能化解很多矛盾和冲突。如果一个人不能很好地理解别人，体验别人内心的真实情感，他就不可能与别人发展深入的人际关系。己所不欲，勿施于人，这是移情的最根本要求。

3. 维持人际关系的技巧

第一，避免争论。

大家聚在一起喜欢讨论各种各样的问题，其间，难免会因意见不合而发生争论，这是很正常的事。但是这些争论往往都是以面红耳赤和不愉快结束的。事实证明，无论谁输了，都会很不舒服，更何况争论往往会演化成直接的人身攻击，这对于人际关系是非常有害的。因此，解决观点上的不一致的最好途径是讨论、协商，避免发生争论。

第二，敢于承认自己的错误。

尽管承认自己的错误是一种自我否定，但承认错误后你会感到很轻松。明知错了而不承认，会使你背上沉重的思想包袱，使自己在别人的面前始终不能理直气壮地昂起头。同时，承认自己的错误，等于变相地承认别人，会使对方显示出超乎寻常的容忍性，从而维持人际关系的稳定。

第三，不要直接批评、责怪或抱怨别人。

卡耐基警告人们：“要比别人聪明，但不能告诉别人你比他聪

◇ 会批评也是维持良好人际关系的重要因素 ◇

不到万不得已，绝不要批评别人。但是，有时善意的批评是对别人行为的很有必要的一种反馈方式。因此，学会批评还是很有必要的。

批评别人时，要选择适当的场合和时机，不在人多的地点。

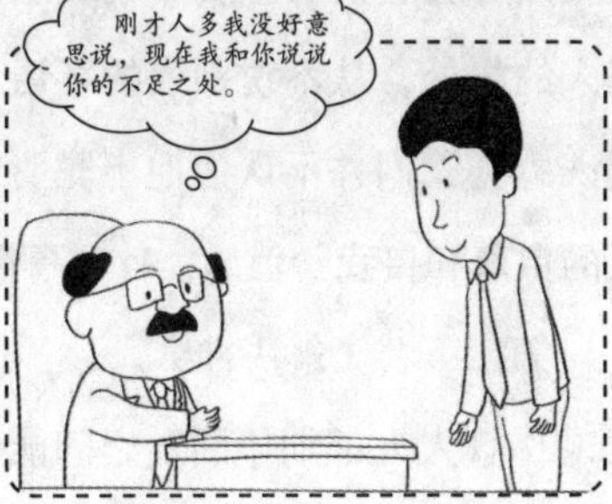

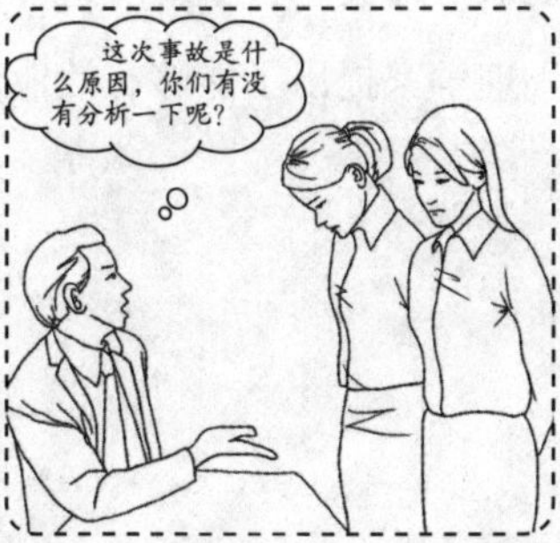

批评别人时，态度一定要谦和诚恳，用语不能激烈。也不必过于委婉，否则对方会认为你惺惺作态。

指出对方错误时要注意方法，多用“所以”少用“但是”，对方更易接受你的批评。

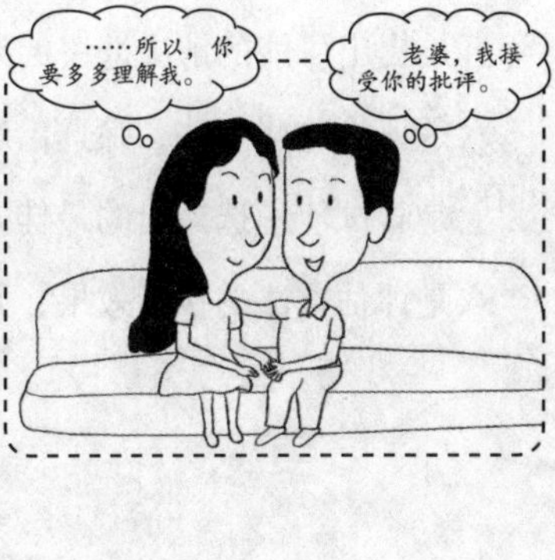

明。”任何自作聪明的批评都会招致别人的厌烦，而缺乏移情的责怪和抱怨则更有损于人际关系的发展。本杰明·富兰克林年轻的时候并不圆滑，但后来却变得富有外交手腕，善于与人沟通，成为美国历史上具有重要影响的政治家。他的成功秘诀就是：**只说别人的好处，从不说别人的坏话。**要学会用提醒别人的方式，使别人感到我们并不认为他不聪明或无知。**记住，只要你不伤及别人的自尊和自我价值感，什么事情都好办。**

第四，善于解决冲突。

尽管人人都期望朋友之间能够和睦相处，但有时往往事与愿违，朋友之间会发生一些令人不愉快的冲突。善于解决这些冲突会有效地防止人际关系的破裂。心理学家提出了能够有效地帮助人们控制和消除冲突的步骤：

一是相信一切冲突都可以解决。

二是客观地了解冲突的原因。

三是具体地描述冲突。

四是向别人请教自己的观念是否客观。

五是提出可能的解决冲突的办法。

六是评价这些办法，筛选出对双方都有益的最佳方法。

七是尝试使用选择出的最佳方法。

八是评估方法的执行效果，并适当加以修正。

▷ 人际交往中的自我调节

在漫长的人生旅途中，人不能不与他人打交道，人需要与他人建立一定的联系。在人际交往的过程中，我们难免会遇到复杂多变的情境，这就要求我们每个人学会自我调节。所谓自我调节，是指面对变化多端的交际情境，能及时做出适应性反应，能在交际中及时进行自我调节，控制交际局面，便可取得较好的交际效果。

怎样才能通过自我调节取得良好的效果呢？

1. 在矛盾中能礼让

在人际交往中，发生矛盾是在所难免的。面对矛盾，如果一意孤行，不去想方设法解决矛盾，非要以自己的意见为准则，必然会使矛盾激化。那些善于在交际中调节自己交际策略的人，会千方百计使矛盾弱化。要弱化矛盾，办法并不难，其根本原则是礼让。能礼让，即使有矛盾，也会因让步而化解。

2. 得意不忘形

生活中的得志者，最易得意忘形：或口出狂言，或行为倨傲，或目中无人，或自以为是。人在得意之时，也正是他人目光集中之日。这集中的，多是挑剔的目光。这时，要想改善人际关系，便应当多些自控，少些得意忘形。得意忘形，也许自我感觉良好，但你的自我陶醉会使众人心理不平衡；多些自控，多认同大家的挑剔，以平衡人们的心理，这也容易降低人们的失落感。如果没有这种自我省悟和自觉，得意忘形之日，便是失去群众之时。

有人被单位提拔后，沉浸在喜悦之中不能自拔，且又有几分轻狂。本来他在单位人缘不错，但由于他得意忘形，失去了自控，自升职后反倒成了孤家寡人。分析原因，是他在得意之时，没有通过自我反省来平衡人际关系，故而好事成了坏事。

3. 失意会自勉

人生在世，不可能一帆风顺，各种意料不到的挫折会时时困扰着你。如果你只想在生活中接受恩赐，不想生活遭遇波折，便不会有迎接意外的思想准备。想不到生活中有七灾八难，当不如意的事情突然来临，必然会惊慌失措。此时，如果和人交往，难免捉襟见肘，牢骚满腹。人生失意，是生活之常，并不足怪。在失意时，一味怨天尤人，自不可取；把失意写在脸上，也大可不必。面对失意，如果能想开一些，用精神胜利法来安慰自己，便很容易达到心理平衡。学会自我安慰，实际是对自已的一种自勉自励。能做到这一点，即使生活中有不如意的事情或者灾难突然来临，也不会惶恐不安，反而会因为能自我安慰而显得十分洒脱。

第七章

不懂心理学，怎敢拼职场

——你不是缺能力，而是不懂心理

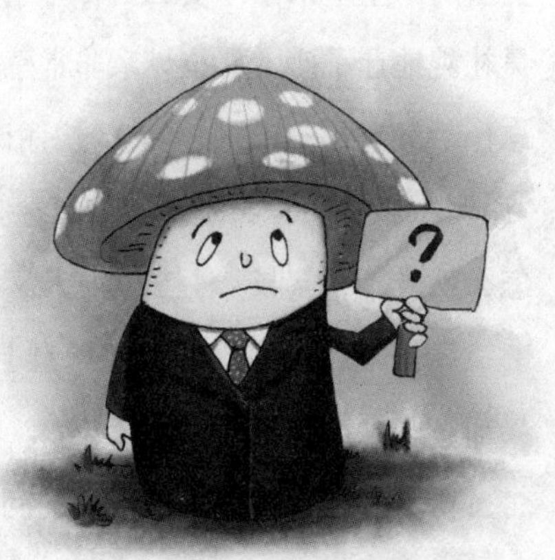

▷ 初涉职场的心理准备和角色转换

人的一生会处于不同的社会地位，从事不同的职业（或中心任务），这都需要人有相应的个人行为模式，即扮演不同的社会角色。社会角色就是个人在社会关系体系中处于特定的社会地位，并符合社会要求的一套个人行为模式。

心理学上的角色转换理论认为，在新旧角色的转换过程中，无论是由上级到下级，由领导到子女，由学生到老师，由主人到客人，还是由学生到职员，都必然伴随着新旧角色的冲突和强烈的心理不适。

陈昊今年 22 岁，是北京某高校应届毕业生，毕业前找了一家外贸公司做销售。在学校时，他很少参加社会活动。上班第一天，在去公司的公交车上，他坐在靠窗的一个座位上。一会儿，已无空座的车里上来了母女二人，母亲 30 岁左右，小孩大约 6 岁。陈昊礼貌地让了座。那位母亲非常感激，连忙道谢："谢谢您了，同志！"又对小孩说道："敏，快谢谢叔叔！"小孩望着陈昊说道："谢谢叔叔！"陈昊不由得发窘：自己才刚刚毕业，年纪轻轻的，怎么就成了"叔叔"了？以前人家都叫哥哥的。

下班后，同事聚餐。在餐桌上，大家都热情地相互应酬，陈昊却有些发愣，不知从何处开始。

陈昊目前就面临一个尴尬的问题：无法适应强烈的角色冲突，

对自己由学生变为职员有些发懵，这就需要调节了。其实，角色冲突是普遍存在的，但可以通过角色协调使得角色冲突尽可能地降至最低限度。协调新旧角色冲突的有效方法是角色学习，即通过观念培养和技能训练提高角色扮演能力，使角色得以成功转换。

◇ 每个人都要经历职场“蘑菇期” ◇

职场中不会有一步登天的事情发生，不管你的能力有多强，你都必须沉住气，从最基础的工作做起。

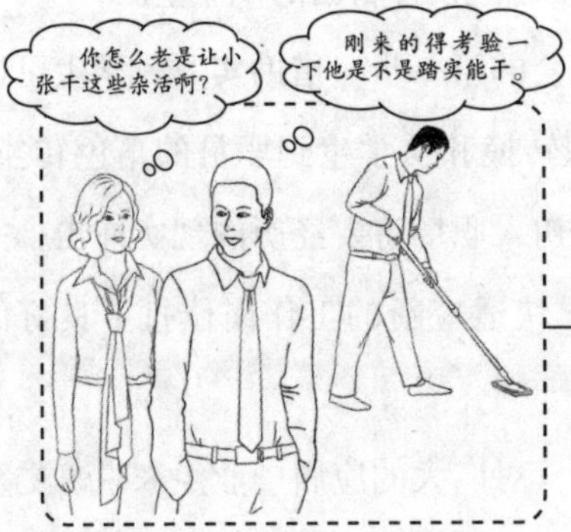

初入职场的新人，要放平心态，不要抱怨，因为，所有的工作都可能是对你的考验。

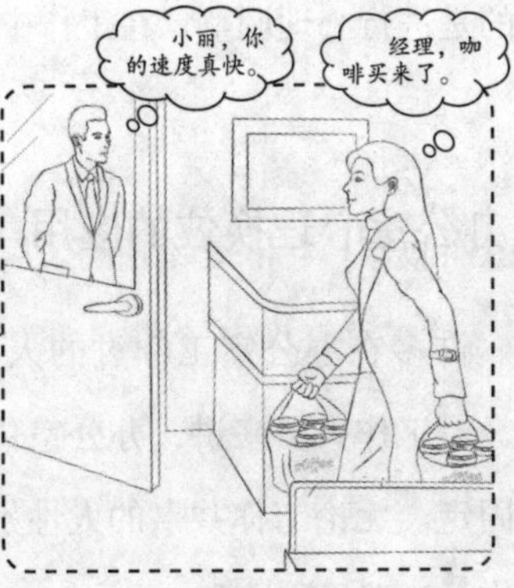

新职员要能够忍受“低微”的杂活，并从中养精蓄锐、奋发图强，这样才能在职场之初站稳脚跟。

对于即将步入社会的广大大学生来说，实习就是一个很有效的手段。它不同于“勤工俭学”，它的直接目的不是获得报酬，而是大中专院校教学的一个重要环节，是学生步入职场的一个必要的过渡阶段。

实习可以为同学们提供了解和熟悉工作的机会。只有在实际工作中，他们才能知道工作到底是怎么一回事儿，自己更适合做什么，哪些知识是有用的，应该对自己的知识结构做哪些补充和调整，如何处理工作中的人际关系等，这将有助于他们更全面地认识自己和了解职业，并据此科学地设计自己的职业生涯。

实习是学生从课堂走向社会的第一步。借助实习，学生可以初步完成从理想到现实的心理转换和从学生到职员的角色转换。顺利的心理转换可以减轻学生初入职场将要经历的现实冲击，完整的角色转换能为他们将来尽快适应新的工作岗位打下良好的基础。

当然，实习只是一个手段，对广大的应届毕业生来说，更重要的是进行心理调整，在工作中尽快完成自己的角色转换。

▷ 办公室心理换位的应用

许多在办公室工作过的人都知道，办公室的主角是工作人员。对工作人员来讲，办公室最大的特点是相对的空间固定、人员固定。无论与你共事的人性别如何、性格怎样、素质高低，都令你无法选择和逃避。

说办公室里简单，是因为它不过是一种大家都能接受的表面化、公式化的办公模式；说它复杂，它也确实不那么容易。第一，你要保证工作不出错或少出差错，为了能取得更大的成就，平日里还要付出很多努力；第二，你还要搞好与同事的关系等。而拥有一个和谐愉快的办公环境，是办公室一族为之向往的，更是需要大家共同努力才能实现的。要想在工作上做出成绩，达到自己理想的目标，办公室的人际关系是不容忽视的大问题。

从理解和认识人的角度讲，人都是社会的人，每个人除了办公室的同事外，还有其他的交往范围。同事之间虽属同样的工作性质，但每个人对工作的理解、把握和重视程度各不相同，加上受教育程度的不同，所以接触他人时，应该对其复杂性有足够的心理准备，这种预期的心理准备可以让我们在与同事交往时，为自己营造出一种能伸展自如的心理空间。与同事交往时不仅应该在工作中相互切磋，平常还应该遵循平等、互利的原则。只有在平等、互利的基础上，相互之间才会少一些矛盾。减少不必要的矛盾，可使人际交往获得双赢的效果。

谁都需要良好的办公环境。当你由于不慎，无意中伤害了他人，破坏了环境的时候，你无须过分自责，而要将心态放平和，然后再努力用真诚、真心去调整。当别人体会到你的诚意时，你也就达到了补偿的目的。同样，你也应当用此心态去理解和宽容别人，这就是所谓的“心理换位”、将心比心。其实，平时大家都可以用“心理换位”来维护办公室的人际关系。如果你的同事中确有个别大家公认的“问题人”，应该避免与他个人私下发生冲突；在必要的时候，应该对他的一些长处适当地进行赞美。一般来讲，人际交往问题多的人，大部分是心理及情感上存在某些障碍的人，这样做也是为了缩短与他们的心理及情感上的距离，使其得到心理平衡和精神安慰，更重要的是有助于他们建立对别人的信任。赞美本身不仅能给人带来精神愉悦，还有利于协调人际关系。

随着现代办公环境的改善和人员素质的不断提高，办公室的文明氛围也在进一步增强。但办公环境的现代化并不代表人际关系的理想化，某些社交规则、人员素质还需要不断补充和完善，直到大家都成为真正的现代、文明的办公族。

▷ 当心“假期综合征”

春节长假眨眼就过去了。初八早上，在某单位工作的小陈上班后就觉得烦躁不安。看看同事也都是一副萎靡不振的样子，小陈大声嚷着：“我老觉得还在过年，心想收都收不回。”小王附和说：“我也是，头昏脑涨、心不在焉的，这种状态怎么工作啊？”小李嬉笑着对主任说：“就是，这一上班就感觉有点憋闷，老提不起精神。要不，主任开开恩，今天我们就不必像平时那样严肃了吧？”

长假结束后，这样的场景出现在很多单位中。其实，这是“假期综合征”。下面介绍几种简单有效的方法助你摆脱“假期综合征”：

◇“假期综合征”的表现◇

随着生物钟学说的逐渐普及，“假期综合征”也越来越引起人们的关注。假期综合征是指假期之后人们所出现的病态表现。

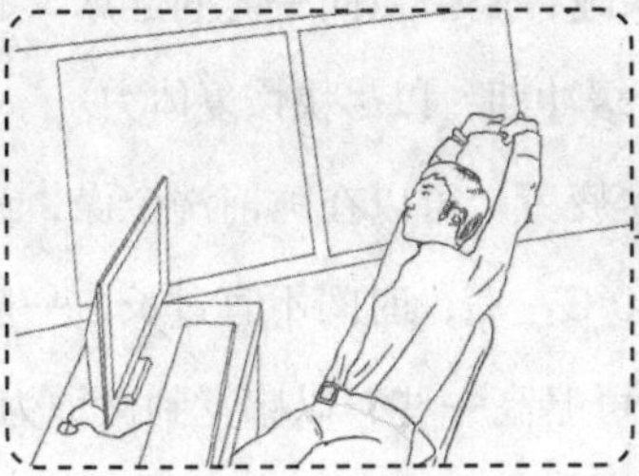

1.精神萎靡，存在体虚、疲倦、易激动等症状。

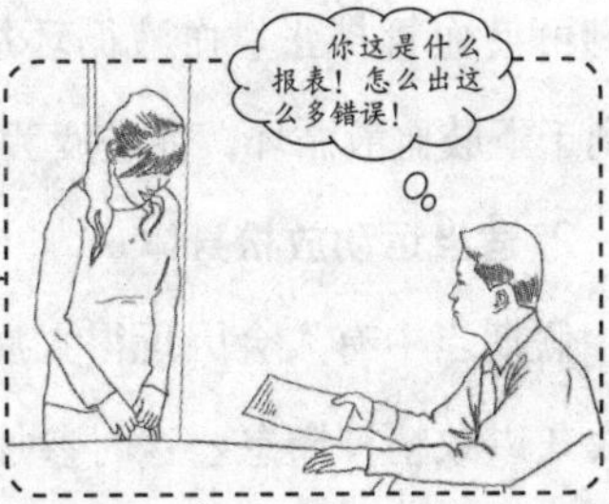

2.记忆力减退、注意力不集中、理解力下降，工作效率低下。

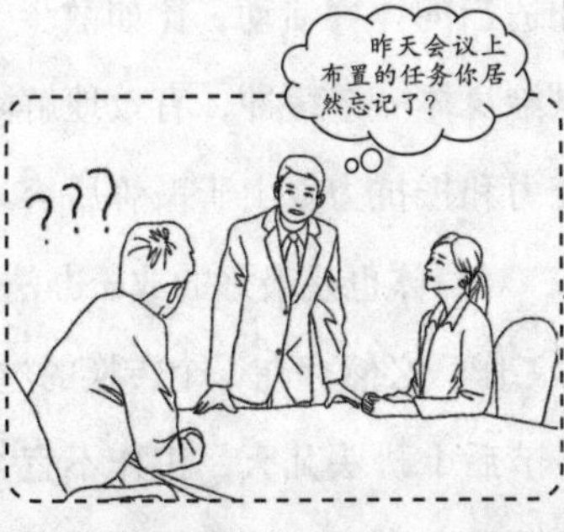

3.坐卧不安，失眠，健忘，手足无措。

如果出现上述症状要加以重视，及时采取保健措施，否则疾病会骤然降临。

1. 洗澡、泡脚

睡眠是驱除疲劳的重要手段。许多人在假期旅行归来后，认为自己睡得不够，于是回到家倒头大睡，其实这种做法是错误的。正确的做法是提前一两个小时入睡，坚持在同一时间起床，起床后散散步、做做操，给身体一个缓冲期，以尽快恢复体力。

为保证睡眠质量，解除旅途疲劳，可以在睡前洗个澡，或用热水泡脚。洗澡的水温适宜在 40℃左右，时间不宜过长，一般洗 15 ~ 20 分钟即可；泡脚的水温可略高一些，以感觉到微烫为宜，泡脚可使血管扩张、血液循环加速。睡眠时可以将脚稍垫高些，以利于下肢血液循环，促进疲劳的消除。

2. 适当运动放松身体

假期当中有人会因玩得太疯而疲惫不堪，另一些人则会因歇得太久以致精神懈怠。这时参加适当的体育活动，比如散步、做操、跳绳、打太极拳等，都可以给身体一个缓冲，有效地解除疲劳、恢复精力，增强身体的免疫力和抵抗力。由于锻炼后容易入睡，使大脑能够得到完全的休息，对身体也是最好的放松办法。

从放松的休假到紧张忙碌的工作，必然存在一个转换的过程，所以调整也应该做到循序渐进。节后上班头几天，工作不宜太紧张，以免因节奏的突然变化而导致神经衰弱。可以通过聆听轻音乐、读书阅报等方式调整心身，以便尽快进入正常工作状态。

3. 食物调理肠胃、恢复体力

一些人长假中访亲会友，饮食多以荤腥为主，每日鸡、鸭、鱼肉不断，使肠胃经常处于超负荷运作状态。假期过后最好能吃

◇ 如何尽快消除“假期综合征”的负面影响 ◇

如何尽快消除“假期综合征”的负面影响，恢复良好的心身状态以应对工作呢?

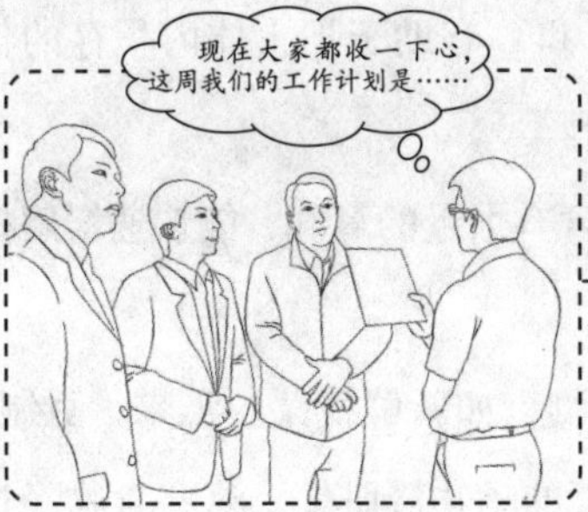

第一，抓紧时间收心，尽量减少应酬，把自己调整到工作状态上。

第二，补充睡眠，把生物钟调整过来。

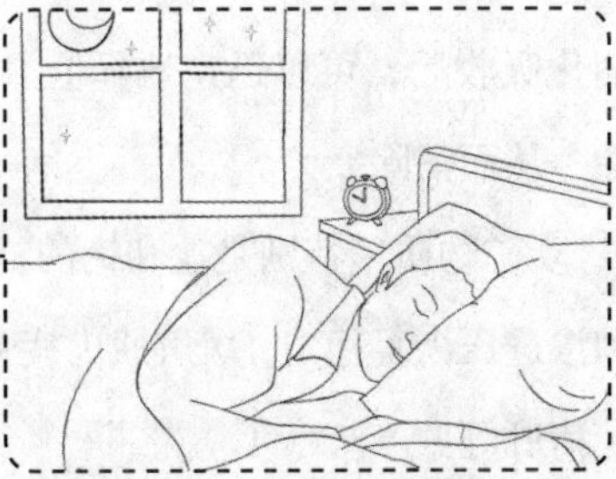

合理饮食也很重要，应该避免酒精类饮品，多吃新鲜绿叶蔬菜、水果，多喝绿茶等，让身体尽快恢复过来。

几天素食，每次只吃七分饱，同时保持稳定、规律的作息时间；最好能多喝茶，多吃水果，多吃点清淡的东西，如新鲜的绿叶蔬菜、稀饭、面条、疙瘩汤、咸菜等，这有助于已经“不堪重负”的胃肠道的休息调整。

对于那些外出旅游、整天东奔西跑、体能消耗过大的人们来说，应该通过饮食迅速补充营养、消除疲劳。

① 高蛋白：人体热量消耗太大也会感到疲劳，故应多吃富含蛋白质的豆腐、牛奶、牛肉、鱼、蛋等。

② 维生素：维生素 B_1、B_2 和 C 有助于把人体内积存的代谢产物尽快处理掉，消除人体疲劳。

③ 活性水或纯净水：水中含有大量的氧气，能快速缓解机体的疲劳感。

④ 碱性食物：多食碱性食物，如新鲜蔬菜、瓜果、豆制品、乳类和含有丰富蛋白质与维生素的动物肝脏等。这些食物经过人体消化吸收后，可以迅速地降低血液酸度，使之中和平衡达到弱碱性，从而消除疲劳。

⑤ 矿物质：特别是盐和钙的补充。它们能促使人体酸碱度平衡和渗透压恢复稳定，缓解肌肉疲劳。这类食物有海带、紫菜、牛奶、猪肝等。

▷ 提防“精英综合征”

人们常常把那些社会地位较高、受教育程度较高的人群称为“精英”。现代社会还有一个大家都普遍认同的标准，那就是他们创造的价值大，物质收入也高。这个人群的特征明显：一是事业心强，有成就感；二是有强烈的工作动机，勤奋甚至拼命工作；三是能量充足，似乎永远不知疲倦，有连续工作能力；四是看重自我声望，对自己要求严格，有很强的责任感，大多有舍我其谁的想法；五是他们总处于一种应激状态。

但精英人群所具备的这些特征，也对其工作生活产生了严重的负面影响：

首先，生存压力很大。为了改善生活，减轻生存压力，他们拼命工作，以改变个人地位及提高在亲戚朋友中的威望。这样不断自我加码，最后就容易引发生命危机。由于精英人群总是时时、处处、事事表现得能量充足，他们往往对体力透支、工作压力超过体能极限的危机状态浑然不觉。而心理疾病又不是很快能表现出来的，它总是隐藏在突然剧变中。

其次，受过高等教育的人群普遍比较敏感。当前社会大众所拥有的相对剥夺感，这个群体也在所难免。相对剥夺感是人们在比较中所产生的一种心理失衡状态。当实际得到的和期待得到的之间、自己得到的和他人得到的之间存在很大的差距时，他们就会产生相对剥夺感。有相对剥夺感的人容易愤怒、发无名之火，有时这种愤怒会转化为侵犯。好在这个群体一般都受过良好教育，会把这种相对剥夺感压抑在心里。但从身心健康的角度讲，这会进一步加重他们的心理负担，影响他们的身体健康。

最后，根据研究，长期处于压力状态下的人会经过“警觉”“反抗”和“耗尽”三个阶段。这就是说应激精神状态可以导致身体疾病，这种疾病被称作心身疾病，即不是由生理原因所产生的疾病，而是由心理原因所导致的疾病。这种心身疾病最典型的表现是高血压、心脏病，还有皮肤病、头痛、腰痛、关节炎、哮喘、

◇ 劳逸结合 ◇

休闲与工作并不矛盾。处理好二者的关系，最重要的是能拿得起，放得下。工作、休闲应该合理搭配，劳逸结合。

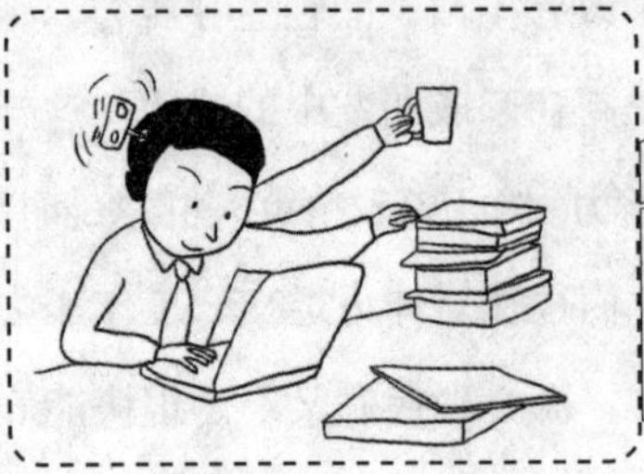

1. 懂得休息。

该工作的时候就好好工作，该休息放松的时候就玩个痛快，不要让自己始终处于紧张的状态。

2. 为生活添点乐趣。

工作之余，可以隔三岔五地安排一个小节目，比如散步、周末郊游、烛光晚餐等。

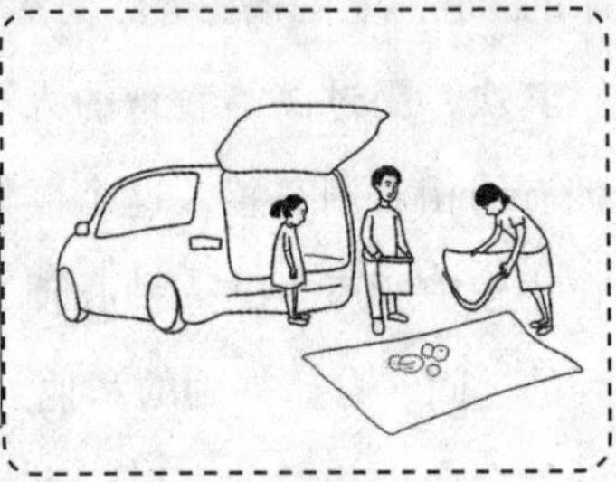

总之，注意劳逸结合，适时地忙里偷闲，可以让人从烦躁、疲惫中及时摆脱出来，从而获得内心的平静和安详。

支气管炎、癌症等。

有许多处于事业巅峰的精英，为了事业，他们放弃了自己的健康；为了成功，他们放弃了自己的身体。由于对自己的健康状况长期忽视，疾病、亚健康趁虚而入。

为什么上班族精英英年早逝的悲剧频频上演？除了遗传、环境、社会压力等因素外，一个更重要的因素就是他们不科学的生活方式。世界卫生组织早就指出："许多人不是死于疾病，而是死于不健康的生活方式。"一个人能否长寿，固然有很多客观因素，但膳食不合理、吸烟、酗酒、运动过少等，早已被证明是导致早衰早亡的重要原因。**"文明病"其实并非现代文明社会的必然产物，其真正根源恰恰是不文明的生活方式，因而在本质上是一种"不文明病"。许多中年精英长期处于紧张疲劳状态，为了事业整日奔波，连一点锻炼的时间也挤不出，结果储蓄了金钱，透支了健康，浓缩了生命，刚进中年就得了老年病，让提前的病理死亡取代了自然的生理凋亡。**这是个人的悲剧，更是社会的悲剧。

社会要发展，竞争在加剧，上班族精英在社会中的作用、地位越来越重要，与此同时，上班族精英的健康状况也越来越引起人们的关注。那么，究竟有没有一些好的办法来应对呢？

1. 调整心态

大多上班族精英都认为只要自己努力了，就能取得事业上的成功，所以才为了事业而拼命工作，而这一拼命就是不规律生活方式的流行。还有的上班族精英认为自己有非凡的能力，但是怀才不遇，因而郁郁寡欢，这样的结果就是以烟酒为友，养成不健康的生活习惯。其实，为了自己的健康，上班族精英应该改变对成功的看法和传统上班族精英怀才不遇时的"清高"心态。

2. 带薪休假

有人建议：上班族精英休假，最好一年能够休息两次，但不要采取像黄金周那样的旅游式休法，而应是身心的放松和调整，因为，健康才是事业的本钱！

其实，现代社会的压力人人都有，上班族精英应该学会在应对挫折时不拿自己的健康做本钱，要学会接受不出成果、试验失败的事实，要看到很多事的成功取决于各方面因素、不由个人意志而决定，客观地对待事物，训练自己达观和超然的心态。这样做，无疑有利于给自己的心理减压。上班族精英在工作时应该全心身投入，但从某种意义上来讲，工作是为了生活，而生活不是为了工作，不能本末倒置。理解了这个道理，压力也许就会小得多了。

▷ 越过“职场休克期”

无论是刚刚步入职场的年轻人，还是工作多年的经验丰富者，都可能突然对目前所从事的职业失去兴趣，对自己的职业生涯感到迷茫，这是一种正常现象，心理学家称之为“职场休克”。

有“职场休克”的人做事历来积极主动、认真负责，却突然感到厌倦松懈，甚至偶尔有不工作的冲动，对前途感到迷茫，焦虑烦闷，感到才思枯竭……

身为一家公司的财务总监，李雪已有了10余载的职业经验，可以说对工作已驾轻就熟。周围的人也都很羡慕她能在40岁之前做到如此显要的职位，在别人眼里，她是当然的成功人士了。然而，面对大家艳羡的目光，李雪本人却颇不以为然。并且，对于目前的工作，她心里感到相当厌倦，用她自己的话来说就是做腻了！

这种情形越发严重，牢牢地环绕着她，令她有一种喘不过气来的感觉。甚至有几次，李雪都想递上一纸辞呈，结束这种痛苦万分的职业生涯。

她确实是已厌倦了自己的工作。想想看，虽说她曾换过几家公司，可一直都从事财会工作，从普通职位做到财务总监。她对自己的工作内容和工作环境再熟悉不过，工作对她来说已缺乏新意，没有挑战。特别是来这家大公司工作时，基本框架别人已搭好，她没有自己建立构架的成就感，也未曾体验到经历磨合期的快感。她有应对挑战的能力，但每天的工作都是那么平铺直叙，既没意外也没惊喜。况且，目前公司一切运转良好，而自己又太熟悉这些工作流程，领域内所有的东西都能驾驭，所以她对工作提不起兴致来。

并且，多日以来，李雪深受失眠的困扰，食欲也不振，吃什么东西都要吐出来。有一次，她晕倒在了咖啡间里，但到医院检查却又一切正常。没办法，李雪便留在家中调养，结果精神竟意外地好了起来，身体也没有什么异样，那段时间她神清气爽。可是，一回到工作岗位，她又很难受。

李雪目前的“休克”是浅层次的，如不及时调整心态，将会有更严重的“休克”。因为，就像行进中的列车那样，司机慢慢收脚，车不会马上停下，还会有段滑行期。李雪现在厌倦了，已经开始职场赛跑的减速了，这没关系，重要的是如何减小减速区间，给自己加氧，以防止真正的“休克”到来。

那么，该怎样越过这种“职业休克期”呢？方法有二：

（1）**找新**。不妨利用度假之际换个环境，调整一下心态；也可以利用这段时间考虑换一个工作环境，给自己挑战，寻找新的激励点。

（2）**保鲜**。现在很多领域有很多新内容，企业也不断出现新的岗位，以往的规定未见得很规范、很成熟，有的也跟不上新的形势和企业的发展。所以，有很多东西值得不断学习。

若不想成为“职场休克鱼”，就要争取保持自己“杯子”里的水的新鲜度，把“杯子”里一些陈旧的、过时的部分倒出来，不断加入新鲜的水。这样，就不会有厌倦感，也可以尽量避免“休克”了。

第八章

当恋爱遇上心理学

——走出爱情中的心理困惑

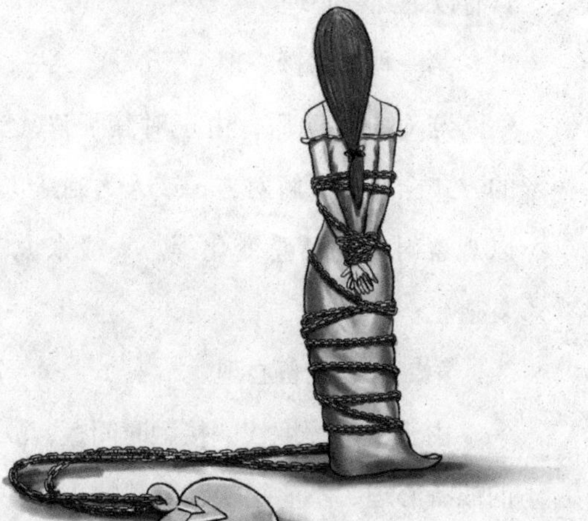

▷ 恋爱的三个阶段

文学大师托尔斯泰有句名言："1000 个人有 1000 种爱情。"的确如此，现实生活中，每个人的爱情都有不同的经历，各有特色。但是，从初次接触到结婚，完整的爱情发展包括初恋、热恋和熟恋三个过程，通俗地讲，即"谈""恋""爱"三个过程。其中"谈"是"恋"的前提，"恋"是"爱"的基础，不同的阶段有不同的心理特征。

1. 初恋阶段

初恋阶段是指爱情萌生的时期。在时间上大体指恋爱的双方从进入角色到热恋前的这段接触。处于这一阶段的青年男女一般具有以下几种心理。

第一种，试探心理。

与对方接触后，由于对其了解甚少，于是便设法通过不同的方式全面地了解对方，或人为制造"考验"情景，或正话反说以观察对方的情感变化等。一般来说，女子的试探心理较男子复杂。

第二种，戒备心理。

由于交往程度浅，接触时间短，故恋爱双方都存有不同程度的戒备心理，不愿很快动真感情，不轻易暴露自己的缺点。双方接触时显得十分冷静，故交谈时含蓄敏感，不能推心置腹。

第三种，矛盾心理。

恋爱中的双方经过一段时间的接触了解，既发现了对方的一些优点，又发现了一些缺点，矛盾心理出现。

2. 热恋阶段

这是爱情走向成熟的时期。客观地讲，是指双方进入了感情上的迷恋时期。“谈”的过程结束，就是“恋”的阶段的开始，二者紧密相连，很难从具体时间上予以划分。经过初恋阶段的相互了解，双方的心理相容程度向更深、更广的方向发展，双方都沉浸在幸福之中，精神面貌也焕然一新。此时，双方心灵相悦、精神相通，彼此真正地了解了对方，已经能够完全接受对方的一切。与初恋阶段相比，热恋阶段的男女具有以下一些心理特征。

第一，情感热烈。

由对方外表、气质、才华等汇集而成的巨大魅力激起心中对他（她）的强烈思念和躯体依恋，产生企盼、等待、幻想等一系列内心活动。整个身心常处于迷恋恍惚的状态中，有如痴如醉之感，有时难用理智控制，常有“一日不见，如隔三秋”之感。

第二，感情专注。

热恋中的男女感情专一，指向性很强，注意力和兴趣都集中到热恋的对象身上。不但注意对方的穿着打扮、仪表风度和言谈举止，而且注意对方的为人处世、情趣志向和品格情操。热恋中的男女，总是有说不完的知心话。此时，他（她）心中只记挂着对方，恨不得时时刻刻在一起，而对二人感情活动以外的其他活动兴趣不大。

第三，产生审美错觉。

随着热恋的进行，感情日趋深化，对方在心目中的地位变得更高，形象变得更完美，**热恋中的人会出现审美错觉，即“情人眼里出西施”**。由于对恋人的爱慕，常将对方加以美化、理想化。即使有一些缺点，也被这种爱慕冲得一干二净。这种近乎偶像化的崇拜心理常可使爱情误入歧途，可能等到婚后才能发现对方的一些缺陷，但为时已晚。

3. 熟恋阶段

熟恋阶段又称稳恋阶段，是恋爱进程趋于完美、成熟的阶段。时间上已开始进入婚前准备和计划婚后生活的阶段。“恋”和“爱”二者是互相渗透、互相依存的，有“爱”才能产生“恋”，有“感”才能加深“爱”。但与热恋阶段相比，此期具有不同的心理特征。

第一，排他心理。

由于感情的深化，思想上合拍，此时恋爱中的双方已把恋人的命运与自己紧紧地联系在一起，产生占有心理、嫉妒心理，不愿恋人与其他异性接触，爱得越深，这种排他心理越甚。

第二，“冷淡期”出现。

经热恋期的频繁接触，双方解除了戒备心理，言行较前更随便，自我暴露增多。加之热恋的热度有所下降，对生活的认识更为实际，双方都会发现对方的一些不尽如人意之处。有时对一些问题的认识也难达到统一，加之受到家庭成员态度、社会舆论的消极影响，心理上易出现不愉快的情绪。当双方都意识到隔阂存在时，一般都能冷静地面对，以最大的努力消除这种隔阂。

◇ 如何增强恋爱吸引力 ◇

1. 神秘感。

不时地在对方面前展示自己的特长，始终让对方对你有一种不可预知的感觉。

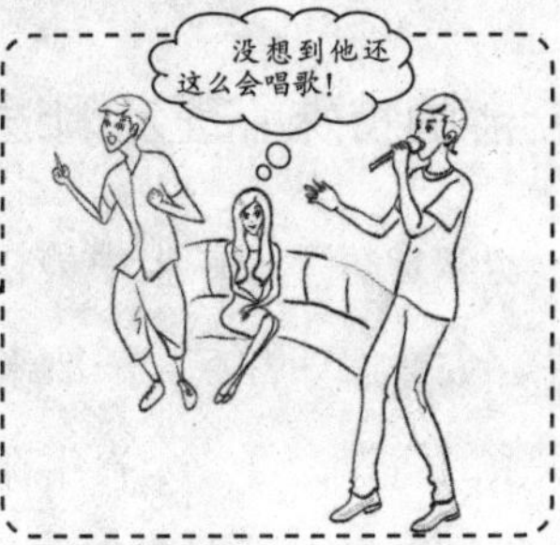

2. 细心。

在生活上的细心是很关键的，无微不至的关怀最易打动人心。

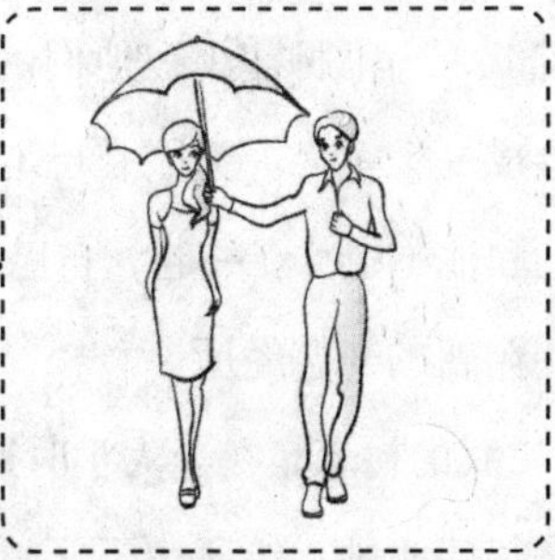

第三，现实感增强。

度过“冷淡期”后，感情在理智的维系下回潮并进一步发展，双方都努力争取达到精神上的和谐、观念上的一致。此时恋爱已与婚姻联系在一起了，已进入了婚前准备、计划婚后生活的阶段，并常讨论一些实际问题。

恋爱过程是一个情感复杂、心理多变的过程。这是因为爱情的欢乐与幸福从来都是与痛苦、烦恼相互依存、纠缠在一起的。只要我们了解了恋爱过程中不同阶段的心理特点，力求

“谈”“恋”“爱”三个阶段的和谐统一，就会拥有幸福的爱情。

▷ 初恋的特殊心理及调适

初恋是每个人一生中最初恋爱的经历，通常具有新奇性、纯洁性、含蓄性等特点。一般来说，纯洁的初恋完全以情感的吸引为联系的纽带，每一个青年都十分珍视自己的初恋时光，对它寄托着全部的深情、希望和幻想。在他们的脑海里，初恋是一幅画、一首歌、一串脚印；在他们的文字里，总会用最美好的字眼将它描绘成一个童话。为了自己心爱的人，他们往往能不顾一切，认为能和他（她）在一起，自己就是世界上最幸福的人。

阿帆的初恋经历：

“我的初恋是在上大学时期，虽然我们最后没有在一起，但我还是很感谢她，给我留下了一段那么美好的回忆。我们是一个班的，她是一个很活泼的女孩，漂亮、乐于助人，是我们班的副班长。很多男孩都暗恋她，我那时刚转学过去，跟她不是很熟悉，我的物理很好，她常来找我讨论问题，她很细心，慢慢地我们就有了感情。我们在一起两年，只牵过一次手，那真是一次柏拉图式的爱情，但是很甜蜜。虽然很遗憾我们最终没有在一起，但还是很感谢她带给我的美好初恋。”

在青春期发育的初始阶段，少男少女情窦初开，常常选择生活中或者影视中的突出异性作为自己仰慕、暗恋的偶像。这时候的单相思带有很大的盲目性，一旦确立了心中追求的偶像，就会

◇ 初恋的发展时期 ◇

初恋是美妙而又珍贵的，它一般经历以下几个发展时期：

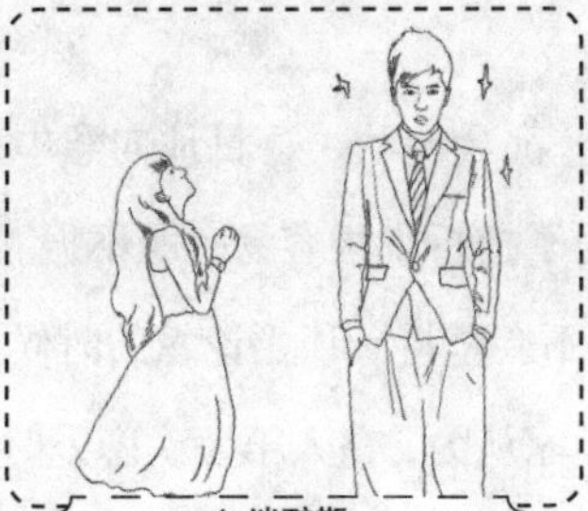

1. 迷醉期。

这是被倾慕对象的形象、言行、品格、才能等魅力深深吸引而迷醉的阶段。

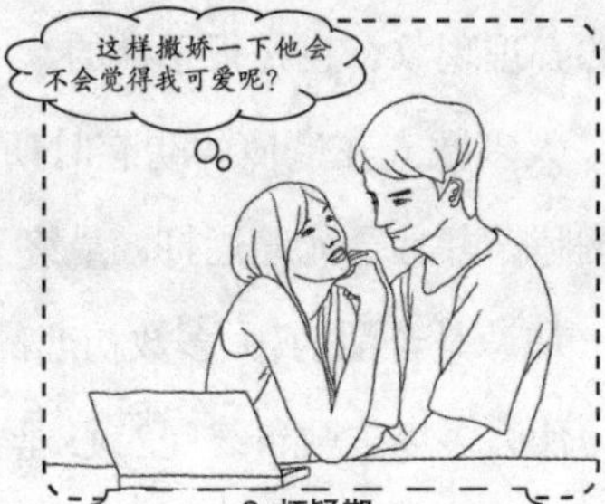

2. 怀疑期。

想在对方面前显示自我，以期引起对方注意。“但他（她）对我有意吗？”对他（她）的爱的可能性疑虑不止。

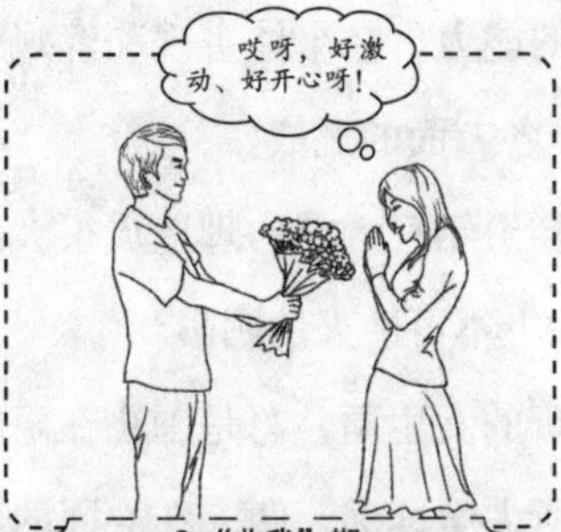

3. “非我”期。

当终于知道对方也在爱着自己的时候，就进入了“非我”期。相见时很激动，情感体验强烈，常举止失控，不像平时的“我”了，故称“非我”。

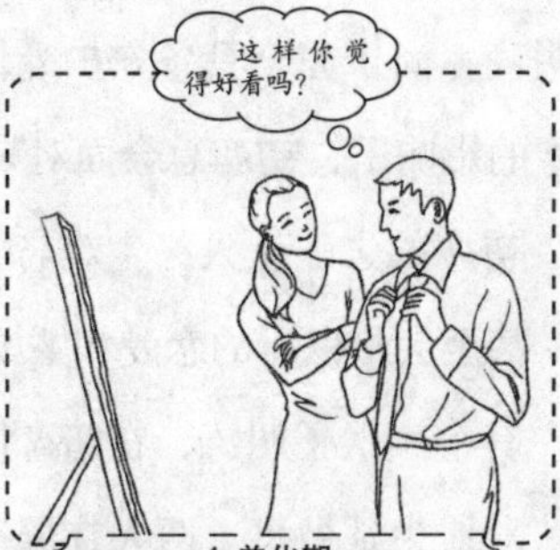

4. 美化期。

对恋人的一切进行感情升华的审美效应，会不同程度地把对方理想化，恋人常常依照对方的价值尺度来改造自己、提高自己、塑造自己。

陷入想入非非之中，总是一厢情愿、顽固不化地爱恋对方，而全然不顾对方的感受。初恋中的人很容易把爱全部倾注于对方身上，而不管此人的优缺点，甚至缺点也是魅力所在。这是初恋中所特有的心理现象，也是很正常的。

大多数人在懵懂的初恋时期，都会冲动、盲目地向意中人直抒胸臆，并且会死缠烂打，最终受了挫折则很容易一蹶不振。

初恋是苦涩的，大多数初恋都不会坚持到谈婚论嫁的时候。初恋为什么多以失败告终呢？心理学家认为，在人第一次恋爱时，年龄通常比较小（16 ~ 23 岁），一方面，心智还未完全成熟，独立性、与人沟通能力、自我控制力、判断力以及自我反省意识还有欠缺，情感世界丰富而多变；另一方面，社会角色多为学生，经济上还不独立，出身、家庭对个体具有持续影响，未来的安排还不明确，尚未完全具备守护爱情的能力。在个体主观和客观双重因素的影响下，初恋总会面对来自各方面的挑战。

初恋的失败让人终生难忘，会给年轻人的心理造成很大的负担，甚至会给以后的恋爱和婚姻蒙上不可磨灭的阴影。

有个小伙子叫涛，在暗恋同班的女生雨，总是围绕在雨的周围默默地为她做事。两人在同一所大学读书。两人在共同的学习中慢慢地建立起感情，涛终于如愿以偿。但好景不长，接触一段时间以后，雨觉得涛做事唯唯诺诺、男子气不足，便与他分了手。涛经受不住初恋失败的打击，万念俱灰，最终不能正常学习而不得不辍学回家。不仅如此，涛很多年里都没有走出痛苦。

初恋的失败有时候也并非坏事，它可以使人成熟起来。失恋者不应沉溺于失恋中而痛不欲生，要采取积极的态度化解内心的痛苦，并总结经验教训，以便在面对后来的爱情时不会再犯同样的错误。对大多数人来说，都能顺利地度过初恋，进入到甜蜜的热恋和婚嫁阶段。就像现在正在幸福生活着的人们，有几个没有经历过失败的初恋呢？

初恋令人刻骨铭心，有很多人一辈子都难以真正忘怀自己的初恋。**从心理学的角度而言，这主要源于初恋的未完成性，人总是对未完成的恋情有更高的期待和憧憬，不仅仅是怀念那位让你内心萌动的人，更重要的是去追寻、去回味、去记忆那段青春年少中再也找不回来的特殊岁月……**

▷ 恋爱中的心理差异

由于生理特征、认知等诸方面的差异，恋爱中的男女是存在心理差异的。了解这些差异，有助于我们建立更加稳固的恋情。恋爱中男女的心理差异表现在以下方面。

1. 男性比女性更容易一见钟情

人们之间的了解，总是从相识开始。爱情萌生于好感，而人们之间的好感，也离不开最初的一见。有的初见没有什么，但会日久生情；而有的只要见上一面，就会顿生情愫。通常情况下，男性更注重女性的外貌特征，而女性更注重男性的内心世界，选择对象一般比较慎重。因而男性比女性更易一见钟情。

2. 男性求爱时积极主动，女性则偏爱“爱情马拉松”

在恋爱的过程中，男性往往比较主动，敢于率先表白自己的爱情，喜欢速战速决，与对方接触不久，就展开大胆的追求，希望在短期内能够确定关系。而女性则不然，她们喜欢采取迂回、间接的方式，含蓄地表达自己的感情，喜欢将爱情的种子珍藏在心灵深处。

3. 男性在恋爱中的自尊心没有女性强

在恋爱中，男性一般并不过分计较求爱时遭到对方拒绝所带来的尴尬。如果求爱受挫，他们会用精神胜利法来安慰自己以求得自身心理上的平衡。而女性则不然，她们在恋爱中极其敏感，自尊心强，并想方设法来满足这种需要。

4. 男性的戒备心理没有女性强

一般来说，男性在恋爱中的戒备心理比女性少一些。不少男性在与女性开始接触后，几乎不会怀疑对方的心理。女性则不然，她们在恋爱初期显得十分冷静，常常以审视的态度来观察对方是否出自真心实意，考察对方的家庭细节。所以在恋爱的初期，女性往往显得十分小心谨慎。

5. 女性的情感比男性细腻

在恋爱中，男性往往有些粗心，不能体察女方细微的爱情心理。他顾及大的方面，而不注意小的细节，发现对方情绪变化时，经常百思不得其解，不知所措。

女性的情感细腻，善于体察男性的心理。她们追求爱情的亲密，要求男子的言谈举止都要称心。马马虎虎、粗心大意的男

◇ 恋爱中女性的独特心理 ◇

恋爱中的女性存在的一种特殊心理：

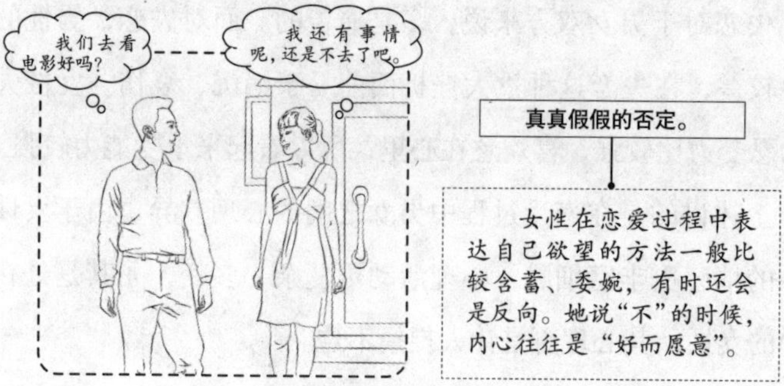

友不经意的一句话、一件事，常常也会搞得她们伤感不已或大发脾气。

6. 在情感表现方面，女性较男性含蓄

男女在恋爱中的情感表现大不相同，即使到了感情白热化的热恋阶段。

男性一般反应迅速强烈、意志坚强、勇敢大胆、感情洋溢，但情绪不稳定。这种个性特点，使他们对爱的感受容易溢于言表、喜形于色。言行多不深思后果，易冲动，受到刺激时不善控制自己。

女性一般沉稳持重、灵活好动、情绪多变、感情充沛而脆弱。体现在恋爱过程中，则是她们感情羞涩而少外露，善于掩饰自己，表达爱慕常感到有口难开，喜欢用婉转含蓄、暗示的方法，而不喜欢过早用动作、行为的亲昵来表达。

7. 失恋后，女性表现出来的承受能力较强

失恋对于男女双方来说，多是痛苦的。面对失恋，男性的忍受力较差，在失恋这种重大挫折面前易于消沉、哀伤。女性失恋后的忍受力比较强，喜欢憋在心里，所以看起来承受能力较强。

上述讲的是在恋爱过程中男女之间的心理差异。由于女性较男性的情感更丰富细腻，心理活动更复杂、多变，尤其是处在恋爱中的女性，其心理更是让人捉摸不透。

▷ 如何走出单相思

恋爱是两个人之间的感情交流，如果只是一方投入感情，而对方毫无感觉或不想与之交流，就形成了单相思。单相思只是单方面的倾慕，所以不是恋爱。但由于这种倾慕者大部分是默默地表现着，又迫切希望自己能够被接受，所以这种情感往往十分强烈，也容易受到伤害，产生心理疾病。

单相思又被称作“单恋”，是指对某个异性一厢情愿的爱恋，而对方却不能投之于爱的回报，或者根本就不知道。

单相思是人渴望爱情的一种心理反应，只是这种感情不是建立在双方相恋的基础上，而是当事人主观愿望出发的“自作多情”。有些单相思者往往把自己的想法和情感倾注到对方身上，但又不知道对方是否有意，因此陷入痛苦、彷徨、忧虑的状态；也有一些单相思者由于对倾慕对象一往情深，想得到对方爱情的心太切，在这种心理的支配下，常常会把对方的言行举止纳入自己主观需要的轨道来理解，造成对他人认知的偏差。

单相思者思慕的对象可以是相处多年的好朋友，也可以是偶然邂逅的路人，还可以是已经和自己分手的昔日恋人，甚至是书

◇ 形成单相思的原因 ◇

单相思是如何形成的呢？总体来讲有以下两类成因：

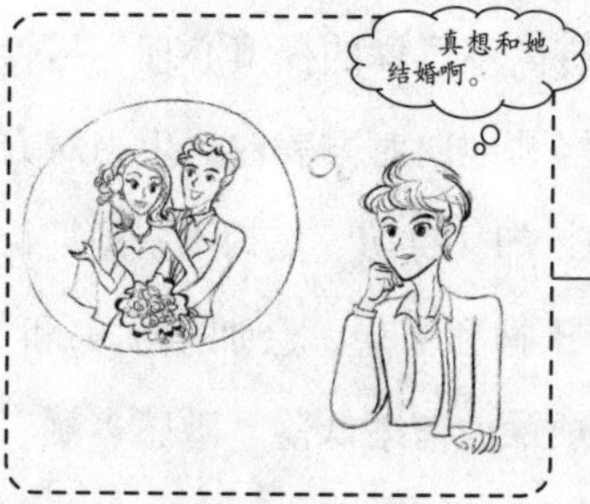

1. 爱情错觉。

即把男女间正常的交往，同志、朋友式的关怀和友谊误解为爱情，想入非非，陶醉于遐想的“爱情”中造成单相思。

2. 理想模式。

每个人心中都有自己理想的另一半，一旦在生活中遇到一位与自己心中的理想模式吻合的人，就会产生难以抑制的爱情之火，形成单相思。

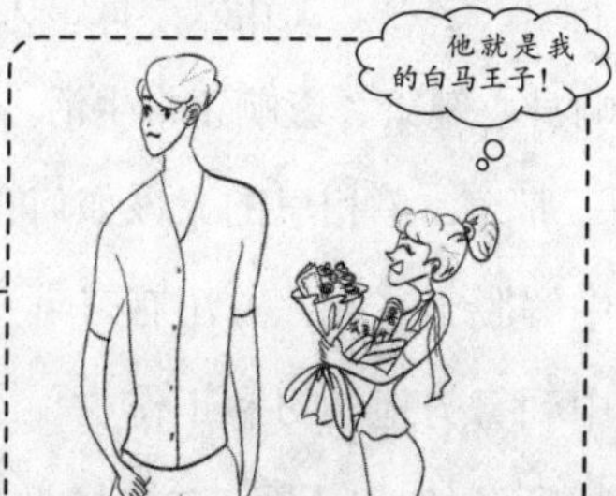

单相思的人将深情藏在心里，却又急切、焦灼不安地期待着对方的爱情吐露。

中或屏幕上的人物，稍纵即逝的情景在心中留下了不可磨灭的印象，爱慕之情便产生了。

对于单相思者来说，自己像是热情的火焰，而对方却淡漠如水。这种“不平衡”很容易让单相思者陷入痛苦。另外，有些单相思者还承受着来自自己心灵的道德上的谴责。

单相思能反映出一个人的心理状态。单相思的人虽然总是进行爱的自我陶醉，但当真正面对对方时，会表现出极度的紧张和不安，并且试图掩盖自己的真情，以致出现语无伦次、动作僵硬等笨拙的举动，使对方感到莫名其妙。这样，往往引起当事者事后的懊悔。他们对相思的人怀有高不可攀的畏惧心理，尽管对现实的恋爱十分向往，但却不敢轻易地向对方表白，生怕对方说出“不”字。于是将深情藏在心里，却又急切、焦灼不安地期待着对方的爱情吐露。长时间的感情压抑和失望，会加重忧郁和苦闷。在单相思的状态下，人们心情烦躁、情绪低落、敏感多疑、注意力下降，学习、工作效率低，失眠，厌食，严重者会造成忧郁症，影响身心健康，影响正常生活。

那么，单相思的人该如何正视这份渺茫的感情，从虚幻的遐想中解脱出来呢？方法有三：一是移情，将自己的注意力转移和集中到努力地学习和工作中。当人处于极度的忙碌之中时，就会无暇顾及情感问题。二是倾诉，既可以把自己的心事告诉密友，让对方分担你的痛楚，也可以直接向意中人明白地表达爱慕之情。如果他接受你的爱当然是最好的，但如果他找出种种缘由劝慰你放弃对他的爱，你就知道你们情缘已了，但交个普通朋友他是不会拒绝的。这样,你单相思的苦恼也可解除不少。如果他拒绝了你,你可以大哭一场，或大怒一场，这对你来说也是人生必经的一次磨炼和情感体验。美梦惊醒的那一瞬虽然痛苦，但你很快会发现这也并非世界的末日，吸引你的事情还会不断地出现。如果他漠视了你，不理睬你，你应该对自己说：“他根本不懂得爱，一个完美的人怎么可能对别人的爱慕无动于衷呢？”你尝试用批评的眼光去扫视你的崇拜对象，会发现这也是一种非常有趣而且有用的体验。三是运用心理学上的贬值法：**某些东西，由于人们对它的态度不同，其价值也就不同。**这时候可以将其“贬值”，降低其在你心中的地位，进一步摆脱对它的依恋。你可以多想想对方的缺点，然后你会发现，自己心仪的对象原来也不是那么令人着迷，这样可以逐步消除对对方的迷恋。不久，忧愁消除了，你就能心境轻松，快乐地投入生活，享受人生的美妙。

▷ 失恋后的心理调适

失恋，就是恋爱的一方否认或中断恋爱关系，使对方失去了爱情而受到痛苦的心理挫折。这通常发生在那些曾经获得过某种程度、某种性质的“爱”，并为此做出过真心承诺或有较大的物质和精神投入的男女。他们在意想不到的情况下突然或不情愿地与恋人分手，从而体验到一种内心的失落感、伤心感，甚至痛不欲生之感。

失恋的人常有如下心态：其一，悲伤、痛苦、愤怒与绝望，

◇ 失恋后的常见心理表现 ◇

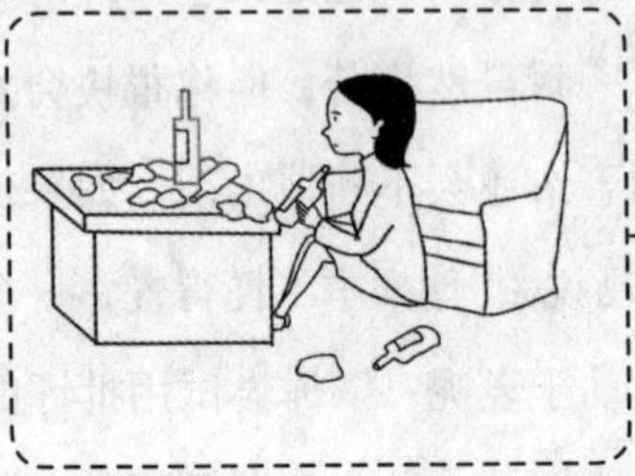

1. 悲伤、痛苦、愤怒与绝望，这是大多数人在失恋之后会产生的心理。

2. 强烈的报复心，这种心理通常发生在一些感情受到欺骗的失恋者身上。

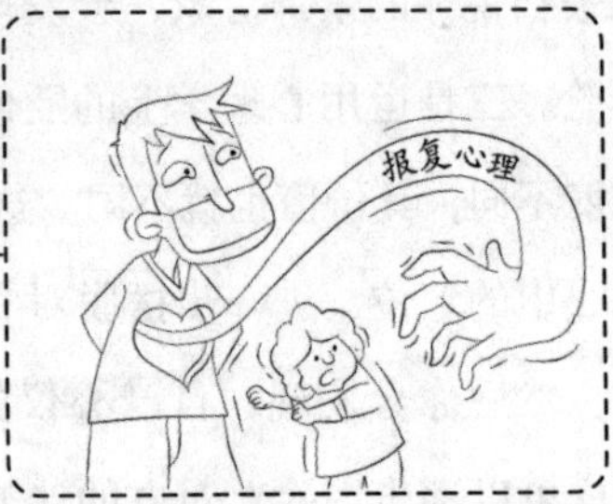

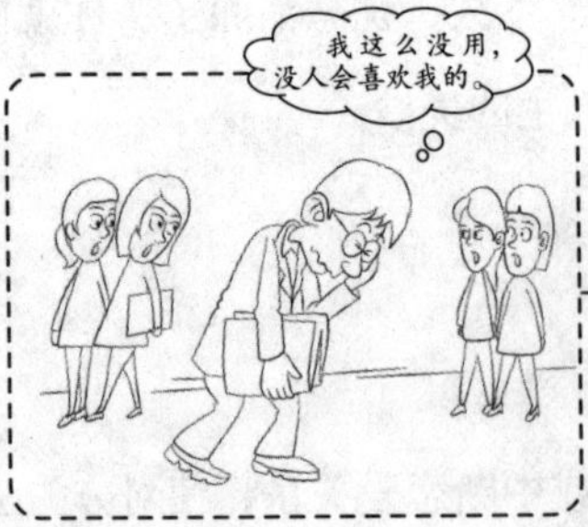

3. 强烈的自卑感，严重的甚至从此关闭感情的闸门，拒绝爱情，性格变得孤僻、古怪。

一个人失恋时，头脑一片混乱，甚至会因此产生绝望的情绪，最容易做出错误的判断。因此，此时要学会调节自己的心情，平复自己的内心。

这是大多数人在失恋之后会产生的心理。其二，强烈的报复心，这种心理通常发生在一些感情受到欺骗的失恋者身上。其三，强烈的自卑感，严重的甚至从此关闭感情的闸门，拒绝爱情，性格变得孤僻、古怪。

既然失恋已经不可避免，陷入痛苦的泥淖痛不欲生依旧于事无补，不如调整好自己的心态，正视失恋，使自己从失恋的阴影中走出来。

1. 正视现实，不要纠缠与责难

如果他已经真的不爱你了，到了必须分手的时候，不要纠缠着不放，纠缠也许会令对方一时难以逃脱，但却更坚定了其离开的信念；不要再一味地责难，责难也许会让你感觉一时痛快，但却可能粉碎曾经的美好回忆；更不要怪罪自己天生缺乏魅力，活在怨恨里会令你的生活更沉重。既然你已得不到所希望的那份真情，又何必再为他伤心劳神、浪费感情与青春呢？放弃一段已经死亡的情感，你也许仍会痛苦，但却有了新的爱情空间，有了重新选择的机会。

2. 学会宣泄

失恋后，心中的空虚、寂寞会油然而生。此时，最好的办法是找到你最好的朋友或师长，向他们诉说你的悲伤和烦恼。当他们在倾听你的诉说后，会很好地安慰你。如果你不善言谈，那么你可以奋笔疾书，让情感在笔端发泄，释放自己的心理负荷，求得心理解脱。**你也可以关门大哭一场，因为痛哭是一种纯真感情的爆发，是一种自我保护性反应。**另外，去打球、去参加文娱活动都能消除心中的郁结，缓解失恋带来的心理压力。

3. 做出不在乎的样子

失恋了，一点感觉也没有是不可能的，但表面上装作不在乎有利于控制自己的情绪，积极的自我暗示在这时候是非常重要的。你可以这样去暗示自己：“对付负心人最好的办法就是让自己好好地活下去！”或者，“是不是都要看我难过痛苦？没门”。又或者，“他都不在乎了，我为什么要在乎？一定要镇静，什么也没有发生过，只是梦醒了而已”。

4. 自我安慰

有时，也可以适当运用挫折合理化心理做感情转移。**一种是“酸葡萄”心理，即缩小或否定个人求而不达的目标的好处，而强调其各种缺点。比如失恋了，就说对方不好，就好像狐狸吃不到葡萄而说葡萄是酸的一样。另一种是“甜柠檬”心理，即不是把目标好处缩小，而是把目前的境况扩大。比如失恋了，可以说这更有利于集中精力学习。**这两种方法可以暂时延缓对不愉快的事情真相的接受，直至心理准备完毕，能够正视现实为止。当然，自我安慰只是一种消极的方法，如果失恋后听任这两种心理支配，不能接受现实，那就还没有从根本上解决问题。

5. 移情

移情就是及时适当地把情感转移到失恋对象以外的其他人或事上。可以把注意力分散到自己感兴趣的活动中去，因为活动本身就是在冲淡心中的郁闷。如失恋后，可积极参加各种娱乐活动，释放苦闷，陶冶性情；可投身大自然，把自己融入大自然的博大胸怀中。

6. 要懂得爱惜自己

要忘掉一段曾经真心付出的感情，绝非是一蹴而就的事情。不要太苛求自己，要给自己留出空间与时间。要知道，你的生命不光属于你一个人，还属于你的亲人、你的朋友，以及更多的人。你必须珍惜自己，发现更优秀的自己。

第九章

心理好，一切都好

——保持心理健康，享受快乐人生

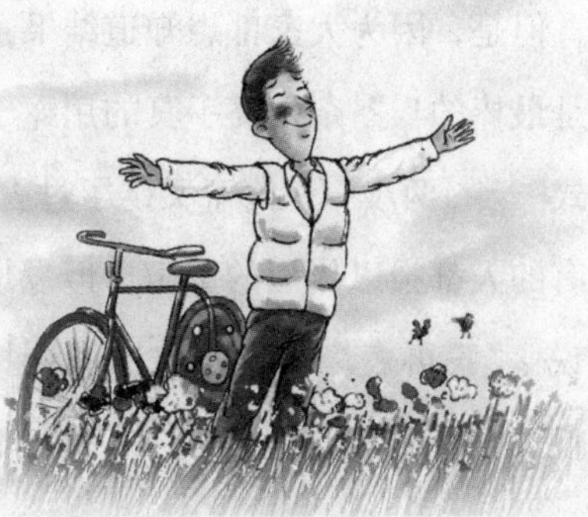

▷ 相信自己，并且喜欢自己

学会爱自己，让自己的身体更强壮，让灵魂陶冶得更高尚，这样才能更好地关爱别人，也才能更好地去接受别人的关爱。

有一位顶尖级的杂技高手，一次，他参加了一个极具挑战的演出，即在两座山之间的悬崖上架一条钢丝，他要从钢丝的这边走到另一边。

演出就要开始了，山上聚满了观众，当中有记者、主办单位、赞助商和看热闹的人。这时，只见杂技高手走到悬在山上的钢丝的一头，然后用眼睛注视着前方的目标，并伸开双臂，一步、二步、三步……慢慢地，杂技高手终于顺利地走了过去。这时，整座山响起了热烈的掌声和欢呼声。

"我要再表演一次，这次我要绑住我的双手走到另一边，你们相信我可以做到吗？"杂技高手对所有的人说。

我们知道走钢丝靠的是双手的平衡，而他竟然要把双手绑上。但是，因为大家都想知道结果，所以都说："我们相信你的，你是最棒的！"杂技高手真的用绳子绑住了双手，然后用同样的方式一步、两步……终于又走了过去，"太棒了，太不可思议了！"所有的人都报以热烈的掌声。但没想到的是杂技高手又对所有的人说："我再表演一次，这次我同样绑住双手然后把眼睛蒙上，你们相信我可以走过去吗？"所有的人都说："我们相信你！你是最棒的！你一定可以做到的！”

于是，杂技高手从身上拿出一块黑布蒙住了眼睛，用脚慢慢地摸索到钢丝，然后一步一步地往前走，所有的人都屏住呼吸为他捏一把汗。终于，他走过去了！掌声雷动！“你真棒！你是最棒的！你是世界第一！”所有的人都在呐喊着。

表演好像还没有结束，只见杂技高手从人群中找到一个孩子，然后对所有的人说：“这是我儿子，我要把他放到我的肩膀上，我同样还是绑住双手蒙住眼睛走到钢丝的另一边，你们相信我吗？”

所有的人都说：“我们相信你！你是最棒的！你一定可以走过去的！”

“真的相信我吗？”杂技高手问道。

“相信你！真的相信你！”所有的人都说。

“我再问一次，你们真的相信我吗？”

“相信！绝对相信你！你是最棒的！”所有的人大声回答。

“那好，既然你们都相信我，那我把我的儿子放下来，换上你们的孩子，有愿意的吗？”杂技高手说。

这时，整座山上鸦雀无声，再也没有人敢说相信了。

在没有涉及自己的利益时，我们相信并愿意看别人表现，一旦到了紧要时刻，我们最相信的还是自己，因为我们不愿意把命运交到别人手里。

你就是你自己的主人，你的命运掌握在你自己手中。很多时候并不是别人把你打败了，而是你自己先打败了自己。

某人在屋檐下躲雨，看见观音正撑伞走过。这人说：“观音菩

◇ 自我肯定的方法 ◇

自我肯定可以增强自信心，让自己更加优秀，那么如何做到自我肯定呢？

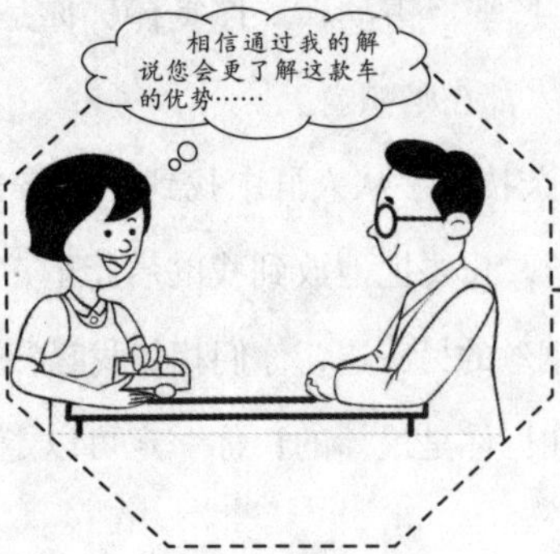

1. 温和，但不羞怯，因为对自己有信心，就要重视自己的价值。

2. 坚持，但不顽固，这是一条重要的原则，即使在家人或外人的压力之下也不退却。

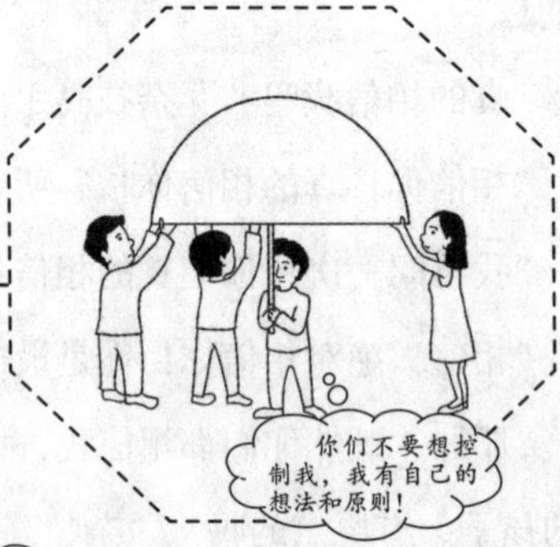

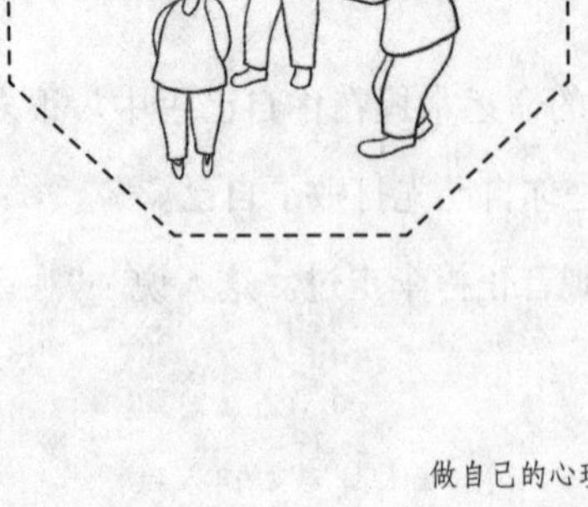

3. 勇敢，有自信，不畏惧压力或嘲笑。

萨，普度一下众生吧，带我一段如何？”

观音说：“我在雨里，你在檐下，而檐下无雨，你不需要我度。”这人立刻跳出檐下，站在雨中：“现在我也在雨中了，该度我了吧？”观音说:“你在雨中,我也在雨中,我不被淋,因为有伞；你被雨淋，因为无伞。所以不是我度自己，而是伞度我。你要想度，不必找我，请自找伞去！”说完便走了。

第二天，这人遇到了难事，便去寺庙里求观音。走进庙里，发现观音的像前也有一个人在拜，那个人长得和观音一模一样，丝毫不差。

这人问：“你是观音吗？”

那人答道：“我正是观音。”

这人又问：“那你为何还拜自己？”

观音笑道：“我也遇到了难事，但我知道，求人不如求己。”

一个人的成功，不是靠老天爷的脸色、上天的恩典在奇妙的时刻施展。在这之前，我们只有依赖自己的双手，先替自己开创一条路来，我们才会看见那份无形流转的力量。

当你摒弃自身的弱点，以正确的眼光和心态面对自己的时候，相信你一定能摆正自己在职场中的位置，甚至在社会中的位置，摆正了位置的你一定会在生活的各个层面信心百倍，游刃有余。之后，你就开始喜欢自己了，并且真正懂得靠自己的双手开创一片自己的天地。这时，你千万不要诧异，因为你正在经历做好自己的三部曲，接着走下去，人生会更加辉煌。

▷ 多交朋友，少树敌人

人情冷暖，世事无常，多个朋友多条路，多个敌人多堵墙。人类在相互交往中寻求着安慰、价值和保护，正是这种纵横交错的关系使人们不至于独自与这个世界抗争。换句话说，人正是靠彼此互助才得以生存，即便是流落荒岛的鲁滨逊也都要有一位名叫“星期五”的伙伴，更何况身处竞争激烈、充满喧嚣与纷争的社会中的我们。因此，轻易得罪人是一种剥夺自己生存空间的行为。

伏尔泰曾经说过：“自从世界上出现人类以来，相互交往就一直存在。”在这个过程中，你伤害过谁，也许早已忘了，可是被你伤害的那个人永远不会忘记你，他绝不会记住你的优点。在一些无关紧要的小事上给别人的内心留下伤痕，你将会为自己挖下失败的坟墓。

美国成人教育专家戴尔·卡耐基是处理人际关系的高手，然而早年时，他也曾犯过小错误。有一天晚上，卡耐基参加一个宴会。宴席中，坐在他右边的一位先生讲了一段幽默故事，并引用了一句话，意思是谋事在人，成事在天。那位健谈的先生提到，他所引用的那句话出自《圣经》。然而，卡耐基发现他说错了，他很肯定地知道出处，一点疑问也没有。为了表现优越感，卡耐基很认真又很讨嫌地纠正了过来。那位先生立刻反唇相讥：“什么？出自莎士比亚？不可能！绝对不可能！”那位先生一时下不来台，不禁有些恼怒。

当时卡耐基的老朋友法兰克·葛孟坐在他的身边。葛孟研究莎士比亚的著作已有多年，于是卡耐基向他求证。葛孟在桌下踢了卡耐基一脚，然后说："戴尔，你错了，这位先生是对的，这句话出自《圣经》。"

那晚回家的路上，卡耐基对葛孟说："法兰克，你明明知道那句话出自莎士比亚。""是的，当然，"葛孟回答，"在《哈姆雷特》第五幕第二场。可是亲爱的戴尔，我们是宴会上的客人，为什么要证明他错了？那样会使他喜欢你吗？他并没有征求你的意见，为什么不保留他的脸面，非要说出实话而得罪他呢？"

一些无关紧要的小错误，放过去无伤大雅，那就没有必要去纠正它。这不仅是为了避免自己陷入不必要的烦恼和人事纠纷，而且也顾及了别人的名誉，不致给别人带来无谓的烦恼。这样做，并非只明哲保身，也体现了做人的度量。

与其邀千百人之欢，不如释一人之怨。世上有很多人常有陷于一种绝境之感，当然，这种绝境之感都是从活路走向死路而形成的。美国人际关系专家泰勒说："绝大多数人的绝境都是因不善于做人自逼而成。为什么？因为他们太容易树立自己的对立面。"因此做人的底线之一就是忌结怨树敌，凡是不注意此点的，都会给自己做事带来非常大的障碍。最聪明的人，总是以"与人树敌，等于自掘坟墓"为训导。

东汉时有个叫苏不韦的人，他的父亲苏谦曾做过司隶校尉。李皓由于和苏谦有隙，怀着个人私愤把苏谦判了死刑，当时苏不韦只有 18 岁。他把父亲的灵柩送回家，草草下葬，又把母亲隐匿

◇ 交友的原则与要领 ◇

俗话说“多个朋友多条路”，但是交朋友也要有一定的原则和要领：

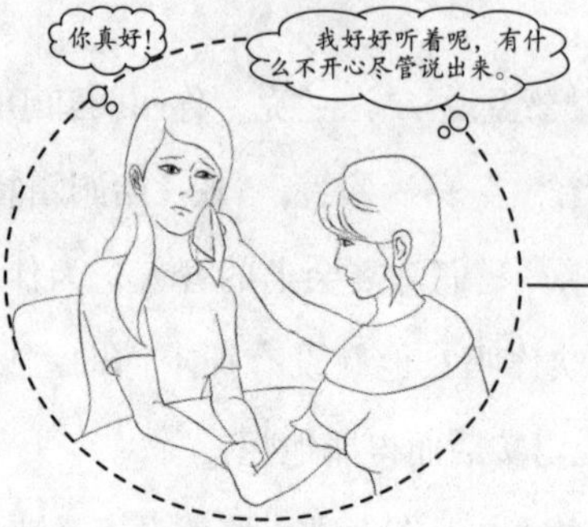

1. 真诚相见，以诚交心。

要相信很多人是友好的，是可以信赖的，不应该对朋友存在偏见和不信任的态度。

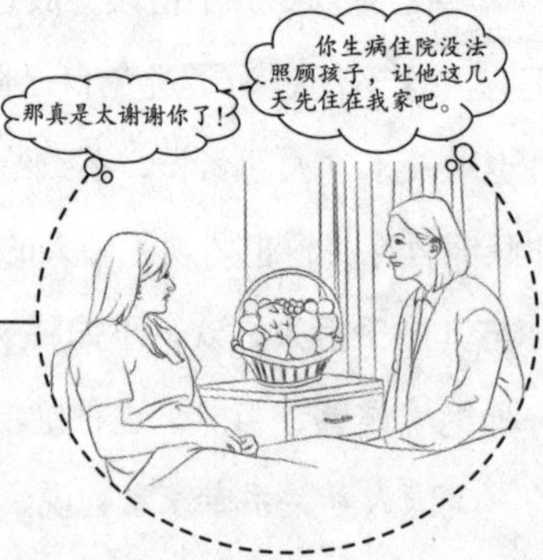

2. 交往中尽量主动给予知心朋友各种帮助。

这有助于以心换心，取得对方的信任和巩固友谊。

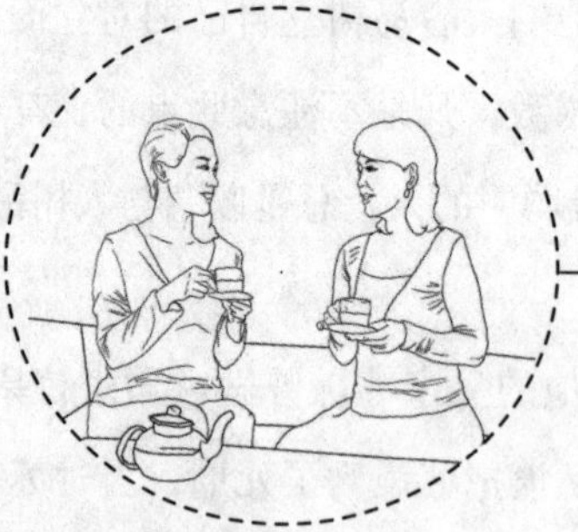

3. 注意交友的“心理相容原则”。

性格、脾气相似和一致，有助于心理相容，搞好朋友关系。

在武都山里，自己改名换姓，用家财招募刺客，准备刺杀李皓，但事不凑巧，没有办成。

不久以后，李皓升迁为大司农。

苏不韦和人暗中在大司农官署的北墙下开始挖洞，夜里挖，白天躲藏起来。挖了一个多月，终于把洞打到了李皓的寝室下。一天苏不韦和他的同伙从李皓的床底下冲出来，不巧李皓上厕所去了，于是便杀了他的小儿子和妾，留下一封信便离去了。李皓回屋后大吃一惊，后来更是在室内置了许多荆棘，晚上也不敢安睡。苏不韦知道李皓已有准备，杀死他已不可能，就挖了李家的坟，取了李皓父亲的头拿到集市上去示众。李皓听说此事后，心如刀绞，心里又气又恨，可又不敢说什么，没过多久便吐血而死。

李皓只因一点私人恩怨，就置人于死地，而苏不韦一生之中只为报仇，竭心尽力。李皓不忍小仇，结果招致老婆孩子被杀，死了的父亲也跟着受辱，自己最终吐血而死，被天下人笑话，实在是愚蠢之极。

像这样极端的事在古代也并不常见，但仇恨的确是一种很可怕的力量，如果你在别人心里播下了仇恨的火种，必将后患无穷，为自己招来无妄之灾。所以古人说：**“血气之初，寇仇之恨。报冤复仇，自古有闻，不在其身，则在子孙。人生世间，慎勿构冤。”**

人性中总有恶的一面，与人结怨，你便会成为这种恶的牺牲品，在人生与事业的大厦基座上便埋下了一条引火线，一条可以随时摧毁你现有一切的导火线。

▷ 简简单单才是真

曾有一首歌唱道："总是到了最后才明白，平平淡淡、简简单单才是真……"的确，生活需要简单，简单能够带来和谐。

简单是一种心灵的净化，是安定，是率直，是单纯，它通常表现在诸如简单的饮食、更有纪律的日常作息这种简单生活方式上。换言之，简单化就是在喧嚣的世俗里增加一份宁静。

有时我们会渴望拥有简单的生活。然而又有多少人知道，真正的幸福是发自内心的，选择一种简单的生活就是挣脱心灵的桎梏、回归真我。简单而艺术的生活恐怕是大多数现代人所向往的一种至高境界。

托尔斯泰笔下的安娜·卡列尼娜以一袭简洁的黑长裙在华贵的晚宴上亮相，惊艳无比，令周遭的妖娆"粉黛"颜色尽失。

在经历了极度的奢靡后，简约主义的设计风格又开始盛行。线条简单，色泽朴素，人们力图以最少的材料达到最大的功能需要。

当我们的生活方式趋于简单化时，我们将更能真诚地对待自己，我们也将更乐于参与各种活动。除了能实现自我的理想之外，更能超越自己，对他人有所贡献。

在追求简单的过程中，我们必须了解自己的需要，明白自己的贡献。只有确立这一目标，我们在面临挑战时才能充满勇气。

在这段旅程中，你也终将发现，简简单单才是你心灵最深处的需求。

◇ 学会享受生活 ◇

累了就休息，要学会享受生活，简简单单才是真。具体来说可以从以下两方面入手：

1. 要懂得舍得。

有些人得失心太重，想要的东西太多，以至于完全没有意识到自己的身体亮起了红灯。

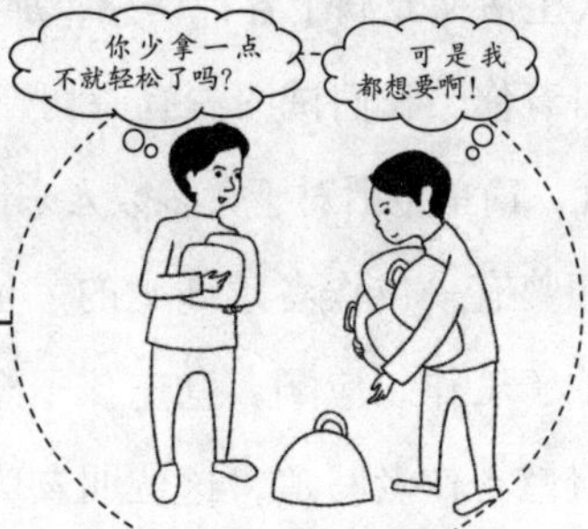

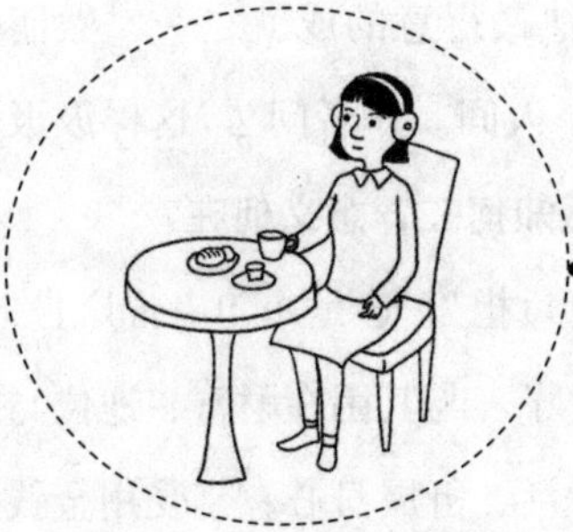

2. 学会忙里偷闲。

当工作成为一种习惯，想要抽身离开也并非易事。这个时候就要强迫自己放松心情，比如听听音乐、喝杯咖啡等，要学会忙里偷闲。

当然，还要从心里真正地认同一个观念：休息不是偷懒，而是为了更好地生活。因此，暂时把自己从繁忙的事务中解脱出来吧，感受一下另一种气息，也许你会有新的发现，说不定那个让你头疼的问题已经有了解决的方法。

不知道你有没有这样的感觉，整天忙忙碌碌，什么事情都还没干好，时间却在不知不觉间溜走了。

对大多数人来说，工作和上下班占据了一天中的大部分时间。现代生活又充满了各种诱惑，那么多信息要筛选，那么多产品在吸引着你。我们试图占有一切，而这往往把我们弄得精疲力竭。因此，简单生活对于大多数人来说，很难得。

曾有一位作者感慨她的一位病逝的朋友一生为物所役，终日忙于工作、应酬，竟连孩子念几年级都不知道，留下了最大的遗憾。作者写道，这位朋友为了积累更多的财富，享受更高品质的生活，他终于将健康与亲情都赔了进去。那栋尚在交付贷款的上千万元的豪宅，曾经是他最得意的成就之一，然而豪宅的气派尚未感受到，他却离开了人间。作者问：“**这样汲汲营营追求身外物的人生，到底生命感知何在，意义何在？**”

作者写道：“‘生活简单，没有负担’，这是一句电视广告词，但用在人的一生当中却再贴切不过了。与其困在财富、地位与成就的迷惘里，还不如过着简单的生活，舒展身心，享受用金钱也买不到的满足来得快乐。”

不奢求华屋美厦，不垂涎山珍海味，不追时髦，不扮贵人相，过一种简单自然的生活，外在的财富也许不如人，但内心充实富有。这是自然的生活，有劳有逸，有工作的乐趣，也有与家人共享天伦之乐的闲暇。

西方有些人，现在倡导过一种“简单的生活”。他们试着离开汽车、电子产品、时尚娱乐，看能不能活得更快乐。这被称作“草根运动”。他们强调简化自己的生活，并非完全抛弃物欲，而是要把人的专一于身外浮华物上的注意力移出适当比例，放在人自身上、精神上、心灵情感上。过一种平衡和谐从容的生活，一个真正有感知的人的生活，实质是提升生活品质。

简单的生活，快乐的源头，为我们省去了多少汲汲于外物的烦恼，又为我们开阔了多少身心解放的快乐空间。

“简单生活”并不是要你放弃追求，放弃劳作，而是说要抓住生活、工作中的本质及重心，以四两拨千斤的方式，去掉世俗浮华的琐事。简单生活不是自甘贫贱，而在于你想要改进你的生活品质而已。关键是诚实地面对自己，想想生命中对自己真正重要的是什么。

▷ 享受年龄的每一个阶段

人生有些东西是无法通过巧取得到的，它们是岁月的馈赠，一如阅历与眼界，一如气质与度量。年龄也如此。如果有人问年龄，被问者会神秘地微笑，然后以“男人不问财富，女人不问年龄”的托词来婉转逃避这个问题。

其实我们大可不必闪烁其词地回避这个问题，我们完全可以越过这个隐约的心理沟壑，坦然而自信地告诉人们：年龄根本不是问题。也许会有人飞快地瞟一眼你细细的鱼尾纹，用那种不信任的眼神提醒你：“年龄是女人的天敌”，但是千万不要在意，因为有一个关于成熟的秘诀，那就是——女人要享受年龄的每一个阶段。有的女孩子本身很优秀，却整日眉头紧锁，哀叹岁月不饶人，她怎么可以忍受一个30多岁的女人说自己老呢？如果她是你的朋友，你应该紧紧握着她的手，冲着眉头轻锁的她微笑，并且告诉她：好好享受现在的生活吧，这才是人生盛宴的开始呢。

莎莉是个30出头的女职员，但是她一直为自己的年龄而郁郁寡欢，直至有一次，她讲起了这样一个故事，她说她的自信源于一次晚会上的记忆：

“有一次在教堂举办的圣诞晚会上，我遇见一位美国传教士的夫人叫Hagen（海根夫人），当时有许多肌肤胜雪的女子穿梭于舞会上，令人眼花缭乱。我和女友正羡慕地看着她们，而一身淡紫色长裙的海根夫人在带领大家祈祷时出现了，一眼望去，她从容淡定的脸上有一双明亮而温暖的眼眸，金黄色的短发微微地卷曲，年近50岁的她化着细致淡妆，一对琥珀色的耳环典雅、讲究，却毫不张扬。我记不得自己当时的心情更多的是吃惊、欣喜还是赞叹了，没有想到一个女人到了50岁，可以活得如此从容、美丽而优雅、平和。从那时起，我突然开始注意起比我年龄大的女人，发现这种女人的美含蓄却耐人寻味。我发现，其实女人的美丽与年龄无关。因为她们身上的许多品质是年龄无法征服的，是与岁月携手同行的。”

记得在电影《20、30、40》中，张艾嘉、刘若英、李心洁三个风格互异、不同年龄的女人，用心和真实面对自己的态度，演出了一幅幅现代女人诙谐幽默又感人肺腑的画面。在她们的眼中，爱与生活，从来不是一个点，而是随着时间延续，成为绵绵不绝

◇ 不同的年龄阶段有不同的快乐体验 ◇

小的时候渴望长大，长大之后又想回到无忧无虑的童年，每个人都觉得过去或者将来的年龄更好一些，其实，每个年龄阶段都会有快乐的体验，我们应该学会享受每一个阶段。

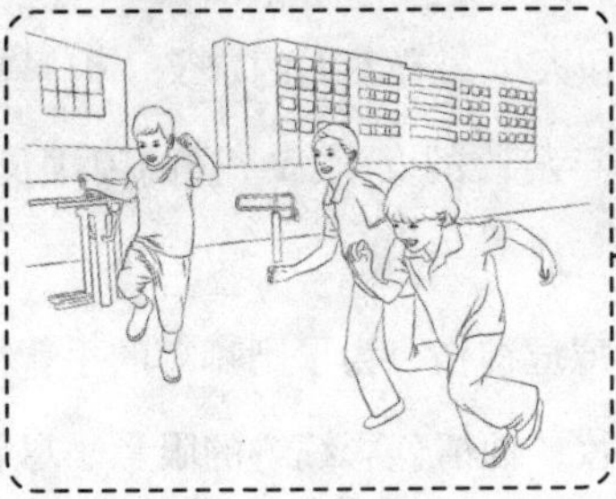

童年时期没有太多的烦恼和压力，可以尽情玩耍，不必为生活所累。

青年时期可以好好享受浪漫的爱情，到自己想到的地方感受世界的美好。

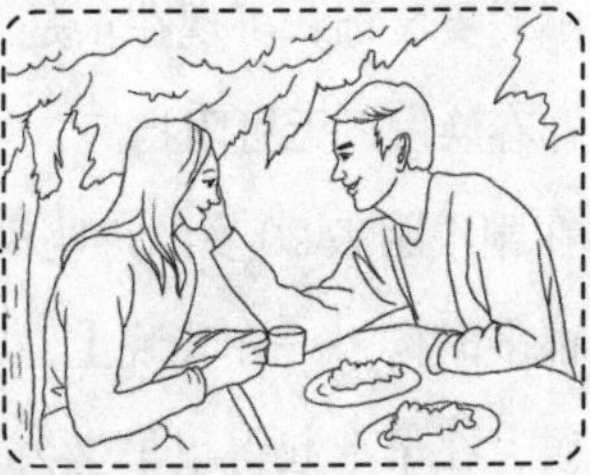

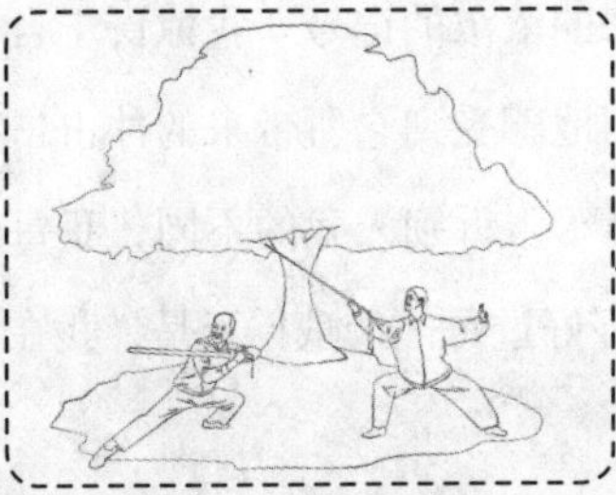

老年时期退休在家，享受天伦之乐，或者和老朋友练练剑、下下棋，亦可逗逗鸟，自得其乐。

所以说，不必后悔，也不必羡慕，岁月总是会给我们带来美好，好好享受你现在的年龄吧！

的长线，牵系着女人和她们周遭的人们，一路走过。这一路的风光与故事，从来不是只有乐，或只有泪水，而是苦中有笑，笑中带泪的。

她们认为，女人，要活得精彩，也要爱得精彩。究竟怎样才称得上“精彩”？不同的年纪和人生，有不同的定义。但是有一点却是相同的，就是无论哪个年龄段的女人都一样的闪耀灵动，都能活出自己的精彩。

20岁的女人为了新冒出的痘痘神伤，为了肥嘟嘟的手臂抱怨叫嚷；20岁的女人开始关注化妆，钟情色彩缤纷的眼影。尽管说年轻不需要装饰，可现在正是20岁最张扬的时光，有自信，有主张，青春焕发，无可阻挡。

在剧中刚满20岁的卢晓说：“我的人生才刚刚开始，我才20岁。很多时候——在我晚上熬夜的时候，在跑步的时候，在走路的时候，在早上起得很早坐公车的时候，在出门旅行的时候，我能感到青春在自己身上显示出来的浓浓的记号。我惊讶于自己的年轻所带来的能量，我更能深切地感受到它所带来的冲击！我惊讶于自己与周围人的不同，我乐于告诉别人我的不同，我每时每刻无不听到20岁在对我说，要好好过每一天哦！于是，我在惊讶与享受之间，过着我的20岁。”

事实上，年龄对很多女人来说都是一个很大的心理关卡，特别是与“2”字头年龄说“再见”的女性。

在电影里，即将踏入30岁门槛的周孜认为：“如果女性的存在理由是年轻，那么其后半生岂不成了残生？我认为30岁并非青春的终点，而是人生的起点！”

其实，40岁的女人就如一首经典的老歌，岁月的红尘锁不住她们的魅力，虽然美貌会随着年华老去，然而举手投足间的风华却是令人弥久不忘，这是岁月年轮沉淀在她们脸上的生活。40岁的女人多了一份成熟和自信，她们那种对生活的淡泊和从容体现出来的魅力，令人赏心悦目，心驰神往。40岁是女人最有魅力的时候，她们笑对人生，虽历经风雨岁月，但对人生的执着写在脸上便有了自信，这份自信足以笑傲少女的青春。40岁的女人更有了些沧桑，老人和孩子令她们担起生活的重担，只是这重担使得她们更加坚强，40岁的女人有一种令人心醉的神韵。

如果你是一个内心丰富、坚定、有修炼的女人，就不要害怕青春不再，岁月催人老，让我们拿出最大胆的宣言吧：“我要美丽到100岁！”那么，现在岂不是我们品味人生百种滋味的开端吗？所以从现在开始，好好享受你的年龄吧。

▷ 宽容——原谅他人，解放自己

法国作家维克多·雨果说：“世界上最宽阔的是海洋，比海洋宽阔的是天空，比天空更宽阔的是人的胸怀。”雨果的话具有现实启示作用。

穿梭于茫茫人海中，面对一个小小的过失，常常是一个淡淡的微笑，一句轻轻的歉语，就能带来包涵谅解，这是宽容；在人的一生中，常常因一件小事、一句不注意的话，使人不理解或不被信任，但不要苛求任何人，以律人之心律己，以恕己之心恕人，这也是宽容。所谓“己所不欲，勿施于人”也寓理于此。

有这么一个故事：

有两位庄户人家，一家的牛吃草过界，糟蹋了另一家的庄稼，两人便吵了起来，各不相让，最后打了起来，双双被送进了县衙。

县太爷那会儿心情不好，也不问青红皂白，惊堂木一拍，喝令两人，将县衙门外捕快们练功用的石碌碡合力扛回村去，再回来告状。

两人面面相觑，可是要对付两三百斤重的石碌碡，还真得要齐心协力。

尽管如此，只搬到大路上，两人已精疲力竭。

坐在路边的树荫下，一阵微风吹来，两人如醍醐灌顶，幡然醒悟。遂租来一辆马车，将那石碌碡送回县衙，悄然息讼，携手而归。

有人认为宽容是软弱的象征，其实不然，有软弱之嫌的宽容根本称不上真正的宽容。宽容是人生难得的佳境—— 一种需要操练、需要修行才能达到的境界。

心理学家指出，适度的宽容，对于改善人际关系和身心健康都是有益的。这种宽容，指的是对于子女或别人在生活、工作、学习中的过失、过错采取适当的容忍，有效地防止事态扩大而加剧矛盾，避免产生严重后果。大量事实证明，不会宽容别人，亦会殃及自身。过于苛求别人或苛求自己的人，必定处于紧张的心理状态之中。由于内心的矛盾冲突或情绪危机难以解脱，极易导致机体内分泌功能失调，而内分泌功能的失调又会反过来增加人的紧张心理，形成恶性循环，损害身心健康。而一旦宽恕别人之后，心理上便会经过一次巨大的转变和净化，使人际关系出现新的转机，诸多忧愁烦闷可得以避免或消除。

学会宽容，首先要对自己宽容。只有对自己宽容的人，才有可能对别人也宽容。人的烦恼一半源于自己，即所谓画地为牢，作茧自缚。美国情景喜剧《成长的烦恼》讲的虽然都是烦恼之事，但是他们对儿女、邻居的宽容，最终都把烦恼化为了捧腹的笑声。

宽容的过程是“互补”的过程。别人有此过失，若能予以正视，并以适当的方法给予批评和帮助，便可避免大错。自己有了过失，亦不必灰心丧气，一蹶不振，同样也应该宽容和接纳自己，并努力从中吸取教训，引以为戒，取人之长，补己之短，重新扬起工作和生活的风帆。

宽容是忘却，是忍耐，是洞察。常用宽容的眼光看世界，生活就会充满阳光，充满快乐。学会宽容不仅有益身心健康，而且对赢得友谊，保持家庭和睦、婚姻美满，乃至事业的成功都是必要的。因此，在日常生活中，无论对子女、对配偶、对父母、对学生、对领导、对同事、对顾客、对病人……都要有一颗宽容的爱心。宽容，它往往折射出为人处世的经验、待人的艺术、良好的涵养。学会宽容，需要自己吸收多方面的“营养”，需要自己时常把视线集中在完善自身的精神结构和心理素质上。

当然，宽容也不是无原则的宽大无边，而是建立在自信、助人和有益于社会基础上的适度宽大，必须遵循法治和道德规范。

对于绝大多数可以教育好的人，宜采取宽恕和约束相结合的方法，而对那些蛮横无理且屡教不改的人，则不应手软。从这一意义上说“大事讲原则，小事讲风格”，乃是应取的态度。

宽容别人，绝不是软弱，绝不是对现实的无可奈何。在短暂的生命中，学会宽容，意味着你的人生更加快乐，更加从容。

图书在版编目（CIP）数据

做自己的心理医生 / 连山编著. -- 北京 : 中华工商联合出版社，2023.7

ISBN 978-7-5158-3709-3

Ⅰ. ①做… Ⅱ. ①连… Ⅲ. ①心理保健－普及读物 Ⅳ. ①R161.1-49

中国国家版本馆CIP数据核字（2023）第120386号

做自己的心理医生

编　　著： 连　山
出 品 人： 刘　刚
责任编辑： 吴建新　林　立
封面设计： 冬　凡
责任审读： 郭敬梅
责任印制： 迈致红
出版发行： 中华工商联合出版社有限责任公司
印　　刷： 三河市京兰印务有限公司
版　　次： 2023 年 8 月第 1 版
印　　次： 2024年 4 月第 6 次印刷
开　　本： 880mm × 1230mm　1/32
字　　数： 113 千字
印　　张： 5.5
书　　号： ISBN 978-7-5158-3709-3
定　　价： 35.00元

服务热线： 010 — 58301130 — 0（前台）
销售热线： 010 — 58301132（发行部）
010 — 58302977（网络部）
010 — 58302837（馆配部、新媒体部）
010 — 58302813（团购部）
地址邮编： 北京市西城区西环广场 A 座
19 — 20 层，100044
投稿热线： 010 — 58302907（总编室）
投稿邮箱： 1621239583@qq.com